全国医药高职高专规划教材

（供护理及相关医学专业用）

护理管理学

第2版

主编　雷芬芳　胡友权

中国医药科技出版社

内 容 提 要

　　本书是全国医药高职高专规划教材之一，依照教育部教育发展规划纲要等相关文件要求，结合卫生部相关执业考试特点，根据《护理管理学》教学大纲的基本要求和课程特点编写而成。

　　本书共 11 章，第一、二章介绍管理学与护理管理学的基本概念、基本理论、基本方法及其发展；第三章至第八章结合护理实践，系统地讨论管理职能的相关知识与技能，包括计划、组织、人力资源管理、领导（协调）及控制；第九、十章重点阐述护理管理的实践活动，包括护理质量管理、医院感染管理；第十一章介绍卫生法规与护理管理。

　　本书依据"理论适度够用，技术应用能力突显"的原则，注重培养医药卫生类高职学生的综合职业能力，适合医药卫生高职教育及专科、函授及自考等相同层次不同办学形式教学使用，也可作为医药行业培训和自学用书。

图书在版编目（CIP）数据

　　护理管理学/雷芬芳，胡友权主编．—2 版．—北京：中国医药科技出版社，2012.11
　　全国医药高职高专规划教材．供护理及相关医学专业用
　　ISBN 978 – 7 – 5067 – 5546 – 7

　　Ⅰ．①护…　　Ⅱ．①雷…　　②胡…　　Ⅲ．①护理学 – 管理学 – 高等职业教育 – 教材
Ⅳ．①R47

　　中国版本图书馆 CIP 数据核字（2012）第 202477 号

美术编辑　　陈君杞
版式设计　　郭小平

出版　　中国医药科技出版社
地址　　北京市海淀区文慧园北路甲 22 号
邮编　　100082
电话　　发行：010-62227427　　邮购：010-62236938
网址　　www.cmstp.com
规格　　787×1092mm $\frac{1}{16}$
印张　　12¾
字数　　240 千字
初版　　2009 年 8 月第 1 版
版次　　2012 年 11 月第 2 版
印次　　2017 年 1 月第 5 次印刷
印刷　　北京市密东印刷有限公司
经销　　全国各地新华书店
书号　　ISBN 978-7-5067-5546-7
定价　　28.00 元

第2版 编写说明

作为我国医药教育的一个重要组成部分，医药高职高专教育为我国医疗卫生战线输送了大批实用技能型人才。近年来，随着我国医药卫生体制改革的不断推进，医药高职高专所培养的实用技能型人才必将成为解决我国医药卫生事业问题，落实医药卫生体制改革措施的一支生力军。

《国家中长期教育改革和发展规划纲要（2010~2020年）》提出当前我国职业教育应把提高质量作为重点，到2020年，我国职业教育要形成适应经济发展方式转变和产业结构调整要求、体现终身教育理念、中等和高等职业教育协调发展的现代职业教育体系。作为重要的教学工具，教材建设应符合纲要提出的要求，符合行业对于医药职业教育发展的要求、符合医药职业教育教学实际的要求。

2008年，根据国发［2005］35号《国务院关于大力发展职业教育的决定》文件和教育部［2006］16号文件精神，在教育部和国家食品药品监督管理局的指导之下、在与有关人员的沟通协调下，中国医药科技出版社与全国十余所相关院校组建成立了全国医药高职高专规划教材建设委员会，办公室设在中国医药科技出版社，并于同年开展了首轮护理类25种教材的规划和出版工作。

这批教材的出版受到了全国各相关院校广大师生的欢迎和认可，为我国医药职业教育技能型人才培养做出了重大贡献。

2010年，相关职业资格考试做出了修订调整，对医药职业教育提出了新的、更高的要求。本着对教育负责、对该套教材负责的态度，全国医药高职高专规划教材建设委员会经多方调研，于2011年底着手开展了本轮教材的再版修订工作。

在本轮教材修订再版工作中，我们共建设24个品种，涵盖了医药高职高专专业基础课程和护理专业的专业课程。

在修订过程中我们坚持以人才市场需求为导向，以技能培养为核心，以医药高素质实用技能型人才培养必需知识体系为要素，规范、科学并符合行业发展需要为该套教材的指导思想；坚持"技能素质需求→课程体系→课程内容→知识模块构建"的知识点模块化立体构建体系；坚持以行业需求为导向，以国家相关执业资格考试为参考的编写原则；坚持尊重学生认知特点、理论知识适度、技术应用能力强、知识面宽、综合素质较高的编写特点。

该套教材适合医药卫生职业教育及专科、函授、自学高考等相同层次不同办学形式教学使用，也可作为医药行业培训和自学用书。

全国医药高职高专规划教材建设委员会

2012年6月

全国医药高职高专规划教材建设委员会

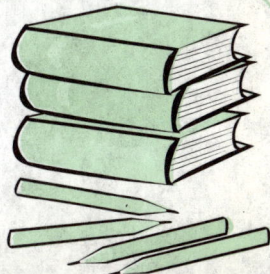

委　员 （以姓氏笔画为序）

王所荣（曲靖医学高等专科学校）

邓翠珍（邵阳医学高等专科学校）

文宇祥（重庆市医科学校）

许建新（曲靖医学高等专科学校）

邬贤斌（怀化医学高等专科学校）

朱荣林（江西中医药高等专科学校）

李久霞（白城医学高等专科学校）

陈月琴（漯河医学高等专科学校）

陈　军（海南省卫生学校）

姜新峰（安徽省皖北卫生职业学院）

胡小和（长沙卫生职业学院）

胡玉萍（保山中医药高等专科学校）

昝雪峰（楚雄医药高等专科学校）

赵修斌（湘潭职业技术学院）

黄学英（山东中医药高等专科学校）

蒋小剑（永州职业技术学院）

谢玉琳（永州职业技术学院）

办　公　室　高鹏来（中国医药科技出版社）

顾　　　问　马祥志（湖南师范大学医学院）

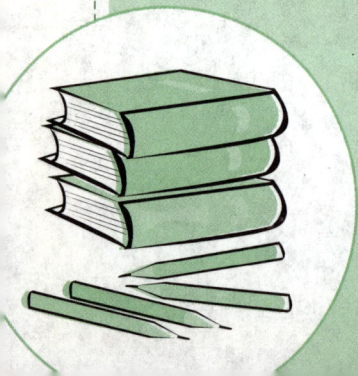

本书编委会

主　编　雷芬芳　胡友权
副主编　张树芳　林　静　蒋晓蓉　傅学红
编　者　(按姓氏笔画排序)
　　　　文向华 (益阳医学高等专科学校)
　　　　李建群 (湖南师范大学第一附属医院)
　　　　张树芳 (曲靖医学高等专科学校)
　　　　沈海文 (昆明医科大学护理学院)
　　　　林　静 (顺德职业技术学院)
　　　　胡友权 (益阳医学高等专科学校)
　　　　傅学红 (益阳医学高等专科学校)
　　　　蒋晓蓉 (永州职业技术学院)
　　　　雷芬芳 (邵阳医学高等专科学校)
　　　　谭　琼 (邵阳医学高等专科学校)
　　　　熊　琼 (长沙卫生职业学院)

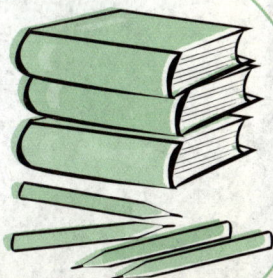

前言

PREFACE

护理管理学是管理学的一个分支，是融管理学的理论性、实践性和护理专业独特性为一体的应用性学科。随着现代医学科学的发展和护理模式的转变，护理管理涉及到护理工作的每一部分，掌握护理管理活动中的普遍规律、基本原理和一般方法是当前护理人才所必须具备的。

《护理管理学》第 1 版出版以来，得到了护理专业师生的认可。本书是在第 1 版的基础上，根据我国高职高专培养应用型人才的总体目标，结合管理学和护理管理的发展以及国家护士执业资格考试而修订的。在编写的过程中，我们继承了第 1 版的优点，并广泛听取各院校在使用中的意见和建议，修订后将更加充实与完善。一是在体例上每章节前增加了学习目标、案例或管理故事的导入，使学生在创设的管理情境中，通过简短而启发性的问题走进知识点；二是在内容上将第 1 版的第七章合并到第六章领导、护理质量管理中的护理缺陷管理调整至第八章控制、删除第十二章护理研究，加强了第九章护理质量管理、第十一章卫生法规与护理管理中的相关内容，新增了第十章医院感染管理，使新内容以管理职能为线，紧密围绕护理专业实践，贴近护士执业资格考试，并避免了知识点的遗漏、重复。

本书共 11 章，第一、二章介绍管理学与护理管理学的基本概念、基本理论、基本方法及其发展；第三章至第八章结合护理实践，系统地讨论管理职能的相关知识与技能，包括计划、组织、人力资源管理、领导（协调）及控制；第九、十章重点阐述护理管理的实践活动，包括护理质量管理、医院感染管理；第十一章介绍卫生法规与护理管理。每章之后附有思考题，有的还附有案例分析，充分体现了理论与实践的结合，并力求培养学生解决问题、分析问题的能力及评判性思维的能力。

希望通过本书的学习，能够使学习者掌握现代护理管理的知识和技能，为创造性地提高护理管理水平和护理工作效率打下坚实的基础。

本书可供高职高专、应用型本科以及成人高等教育护理专业教学使用，也可作为各级护理人员、护理管理人员学习使用。

本书在编写过程中得到了各编者所在单位的大力支持和帮助，在此表示衷心的感谢，并对本书所引用书籍和文献的原作者致以诚挚的谢意。

由于编者水平有限，编写时间紧迫，教材中难免存在不当甚至错误之处，敬请广大专家、同行和读者批评指正。

编 者
2012 年 8 月

目 录
CONTENTS

第一章 | 绪 论

学习目标

1. 掌握管理对象和基本职能；护理管理学的概念和任务。
2. 熟悉管理与管理学概念、管理方法；现代护理管理的发展趋势。
3. 了解管理的基本特征；护理管理的形成和发展。

管理是人类最基本、最重要的活动之一。管理实践与管理思想可以说几乎是与人类的历史一样悠久。然而，管理成为一门科学也就一百多年的历史。护理管理学是管理科学在护理事业中的具体应用，是在自然科学、社会科学理论指导下的综合性、应用性学科，是医学领域中的一门独立学科。因此，护理管理者除了具有护理学科基本知识外，还必须掌握护理管理的科学规律，掌握管理学的基本理论和基本方法，从而实现对护理工作的有效管理。

◎ 走进管理——小舢板变成了舰船

某三级医院前身为一军队医院，1988年百万裁军后精简到只有150张床位，成为全军最小的中心医院，1998年底移交地方管理。经历了十几年的发展，通过引进人才、分岗培训、改革分配制度、吸纳中层骨干和专家参与决策、形成具有核心竞争力的医院文化、改善住院楼环境、发展优势学科群体等，并经过管理创新带动观念创新、服务创新、技术创新、体制创新、机制创新等，目前已发展为开放床位800余张，拥有3亿元先进医疗设备、1000余名医务人员，其中博士后、博士、硕士等高学历人才400多名的三级综合性医院，使该院在我国卫生体制改革浪潮中，由一艘小舢板转化为具有一定核心竞争力和一定抗风险能力的舰船，成为医院管理改革的成功案例。

思考：1. 什么是科学的管理？如何通过科学管理提升组织的整体水平？

2. 科学管理中可能涉及到的要素有哪些？

第一节 管理与管理学概述

一、管理概述

(一) 基本概念

1. 管理 管理一词的英文是"manage",是从意大利文"maneggiar"和法文"manage"演变而来。原意是"训练和驾驭马匹"。虽然管理作为一种社会活动,普遍存在于各个领域的各项工作中,但关于管理的概念,各管理理论学派均有不同的解释。如管理决策学派认为,"管理就是决策","管理就是领导";管理职能学派认为,"管理就是计划、组织、指挥、协调和控制";现代管理学派认为,"管理是指同别人一起,或通过别人使活动完成得更有效的过程"。

综上所述,管理(management)是管理者协调人力资源及其他组织资源,通过计划、组织、人员管理、领导、控制,与被管理者共同实现组织目标的过程(图1-1)。管理这一概念包括三层含义:①管理的目的是实现组织目标;②管理活动必须有效协调人、财、物、时间、信息等资源;③管理者需要通过计划、组织、人员管理、领导、控制等来实现组织目标。

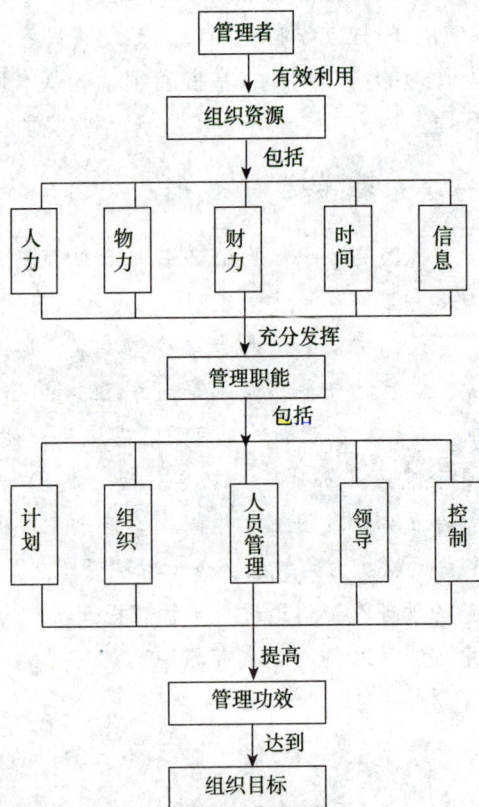

图1-1 管理过程

2. 管理者 管理者（managers）是带领组织成员完成组织既定目标的人，是指挥别人活动的人，不是家长，也不是操作者（operatives）。操作者是直接从事某项工作或任务的人，不具有监督他人的工作职责，管理者则位于操作者之上的组织层次中。也就是说，管理者一定要有下属，如病房护士长。但相对于辅助护士而言，护士也是管理者，护士不仅指挥辅助护士的工作，还管理病人及病人家属等，她们既是护理操作的执行者，同时也是护理管理者。

组织内的管理者，可以划分为基层、中层和高层管理者。例如医院的护理组织系统中，病房护士长是基层管理者，科护士长是中层管理者，而护理副院长、护理部正副主任则属于高层管理者。

（二）管理的基本特征

1. 管理的二重性 即自然属性和社会属性。管理的自然属性是指管理所具有的有效指挥共同劳动、组织社会生产力、社会化大生产的特性，它反映社会化大生产过程中协同劳动本身的要求，这种功能不以社会制度、生产关系为转移。管理的社会属性是指管理作为人类的社会活动，必然体现出社会形态中生产资料占有者的意志，受一定的社会制度和生产关系的影响和制约。

认识管理的二重性，有利于指导具体的管理实践。一方面管理的自然属性告诉我们，可以大胆借鉴国外先进的管理经验和方法，提高我们的管理水平；另一方面管理的社会属性要求我们，在借鉴国外经验的同时，要结合我国的实际情况，创立自己的管理体系，从实际出发开展各种管理活动。

2. 管理的普遍性和目的性 管理普遍存在于各种活动之中，涉及到人类的每一个社会角落，人们的社会活动、家庭活动以及各种组织活动都与管理息息相关。

管理是人类一项有意识的、有目的活动，是为实现既定的组织目标而进行的。这种目的性通常表现为社会劳动和社会团体的共同目的，而不是某个成员或者管理者单方面的目的。

3. 管理的科学性和艺术性 管理的科学性表现为管理活动必须遵循管理的原理和原则，按照管理的客观规律来分析问题和解决问题。管理的艺术性表现为在原则基础上的灵活性、在非常情况下的应变性、在管理活动中的创造性，在管理的实践中，应针对不同的管理情境，因地制宜的采取不同的管理方法和技能，创造性地进行有效管理。

管理的科学性和艺术性是相辅相成的。科学性是艺术性的基础，艺术性是科学性的发挥。实践证明，最有成效的管理艺术来自于丰富的实践经验和渊博的科学知识。

4. 管理或管理者任务的共同性 组织内的管理者虽然可以分为高、中、基层等不同层级，也因各自的工作不同而处于不同的地位，负有不同的责任，拥有不同的权力范围，但他们的任务具有共同性，均是设计和维持一种体系，使这一体系中共同工作的人们，用尽可能少的支出（包括人、财、物、时间、信息等）去实现预定的目标。如护理部主任比护士长更侧重于计划与组织，但两者都需要为组织创造一种环境，使成员可以努力地去实现组织目标。

（三）管理的对象

又称管理的要素。现代管理认为，管理的对象除人、财、物、时间、信息外，还有环境、无形资产（组织文化等）。这里主要介绍通常认为的"管理五要素"。

1. 人 人是管理的核心。管理对象中的各个因素和管理过程中的各个环节，都需要人去掌握和推动，因此，人是管理中最重要的内容。对人的管理应把握好识人（招聘、考核、选拔）；用才（配备、分工）；育人（培训、培养、晋升、职业发展）等各个环节，以达到人尽其才，才尽其用，用人所长。

2. 财 财包括经济和财务，指一个组织在一定时期内所掌握和支配的物质资料的价值体现。对财的管理应遵循经济规律，使资金的使用能保证管理计划的完成，有效的财务管理在于使用尽可能少的资金创造尽可能多的财富。

3. 物 物是指设备、材料、能源、技术等。对物的管理要遵循事物发展规律，根据组织目标和实际情况，对各种物资进行合理配置和最佳组合利用，注意开源节流、物尽其用。

4. 时间 时间是一种特殊的、珍贵的、有价值的无形资源，其价值分别被誉为生命、效率、金钱、财富等。对时间的管理应具有清晰的时间成本—效益概念，要善于管理时间和利用时间，争取在尽可能短的时间内完成更多的工作。

5. 信息 信息是具有价值的新内容、新消息。对信息的管理就是要根据组织目标的要求，广泛地收集信息，精确地加工和提取信息，快速准确地传递、利用和开发信息。保证信息精确、迅速、及时的传递和处理是信息管理的重要内容。

（四）管理的基本职能

管理的职能是管理过程中各项活动的基本功能，是管理活动内容的理论概括。管理职能的划分各学派说法不一，目前大多数倾向于以下五职能学说。

1. 计划 是全部管理职能中最基本的一个职能，是科学性极强的管理活动。它包括为实现目标制定策略、政策、方案及程序，使组织中的各项活动有效、协调地进行，是管理过程的基础。

2. 组织 是管理的重要职能，为实现组织目标，必须设计和维持合理的组织结构。组织工作的主要内容是：①根据组织的规模和任务设计组织结构；②明确相应的职责、任务和权力；③建立健全各项规章制度等。组织职能是进行人员管理、领导与控制的前提。

3. 人员管理 也称人力资源管理。人员管理是对组织各岗位的人员进行恰当而有效的选择、培训、使用以及考评，其目的是为了配备合适的人选，以便能更好地胜任组织机构中的不同岗位，从而实现组织目标。人员管理是否高效而合理，直接影响到组织的目标能否实现与实现程度。

4. 领导 领导是使各项管理职能有效实施、运转并取得成效的统率职能，是对组织成员的行为进行引导，施加领导影响力，赋予统一意志，使个体和群体均能自觉自愿、有信心地为实现组织目标而努力工作。它与管理者的素质、领导行为与艺术、人际关系与沟通、激励与协调等诸方面密切相关。

5. 控制 控制是按既定目标和标准对组织活动进行监督、检查，以便发现偏差，采取纠正措施使组织活动能按原计划进行，或适当调整计划以达到预期目的。控制工作是一个连续不断反复发生的过程，目的在于保证组织活动及成果与预期目标一致。

以上五个职能是统一的有机整体，是一个系统的网络，是各职能之间相互联系、相互交叉的循环过程。

（五）管理的基本方法

管理的方法是指管理者为了贯彻管理思想、执行管理职能、实现管理目标所采取的一切措施和手段。管理的基本方法有以下几种。

1. 行政方法 行政方法是指依靠行政组织权威，通过命令、指示、规定等行政手段，按照行政隶属关系，直接指挥下属实现组织目标的方法。这是最基本的、传统的管理方法。具有权威性、强制性、时效性、垂直性等特点。但管理效果往往受决策者水平的限制；由于这种方法具有一定的强制性，容易使行政人员犯简单生硬的命令主义和不负责任的官僚主义错误；强调的是下级对上级的服从，不利于发挥基层单位的主观能动性。

2. 法律方法 法律方法是通过制定和实施法律、法令、条规等进行管理的方法。俗话说"没有规矩，不成方圆"。在任何组织中，除了遵守国家制定的法律外，还需要制定自己的规章制度、规范、常规和纪律等。使用法律的方法，可以使管理系统中各子系统明确自己的职责、权利和义务，使他们之间渠道畅通并能正常发挥各自的职能，使整个管理系统自动有效地运转。具有权威性、强制性、规范性、稳定性等特点。

3. 教育方法 教育方法是按照人的思想、行为活动的规律，运用沟通、宣传、说服、激励等方式，对受教育者从德、智、体等方面进行教育，使其改变行为的一种有计划的活动。它是提高管理效率、增强组织凝聚力、调动成员积极性的一种重要方法。如思想政治工作、文化建设和岗位培训等。具有互动性、多样性的特点，在运用中应从实际出发，寓教于乐。

4. 经济方法 经济方法是以人们物质利益的需要为基础，依据客观经济规律，运用各种经济手段，来调节国家、集体、个人之间的经济利益而实施管理的一种方法。经济方法的实质就是贯彻按劳分配的原则，从物质利益方面调节各种经济关系，以调动各方面的积极性，使人们从物质利益上主动关心组织的成效。具有利益性、交换性、关联性的特点，在运用中应注意避免"一切向钱看"。

二、管理学概述

（一）管理学的概念

管理学（management science）是一门系统地研究管理过程的普遍规律、基本原理和一般方法的科学，是自然科学和社会科学相互交叉而产生的一门综合性的应用学科。在社会的各种组织里，管理活动都是按照一定的规律进行的。管理活动的基本规律，包括一般原理、理论、方法和技术，构成了一般管理学。

（二）管理学的特点

1. 广泛性　管理学发展到今天，已经形成一个庞大的谱系，它的广泛性表现在几乎每一个专门的领域都已经形成了专有的管理学。如为医院护理服务而形成的护理管理学，为企业经营服务而形成的企业管理学，为工程建设服务而形成的工程管理学等。

2. 实践性　管理学是一门应用学科，具有较强的实践性。其理论直接来源于管理的实践活动，又要通过管理实践来检验其有效性。同时，有效的管理理论与方法只有通过实践，才能带来实效，发挥其在管理中的作用，并在反复的实践中，不断发展和完善。

3. 综合性　管理学是一门综合性学科。它首先体现在内容上，综合社会活动的各个领域、各个方面以及各种不同组织类型的管理实践，概括了管理学科具有普遍指导意义的管理思想、原理和方法；其次体现在方法上，综合运用自然科学、社会科学的成果，研究管理活动中普遍存在的基本规律和一般方法。

（三）管理学的研究对象

根据管理的二重性，管理学的研究对象可概括为以下三个层面。

1. 生产力方面　主要研究如何合理组织生产力，包括如何合理分配和充分利用组织中的人、财、物、时间、信息，以适应组织目标的要求和社会的需要，使之获得最佳经济效益和社会效益。

2. 生产关系方面　主要研究如何正确地处理组织内部人与人之间的新型人际关系，如何建立和完善组织结构和各种管理体制，充分调动各方面的积极性和创新性，为实现组织目标而服务。

3. 上层建筑方面　主要研究如何使组织内部环境与外部环境相适应，使组织的各项规章制度、劳动纪律、行为规范、价值观念、文化氛围与社会的政治、经济、道德、法律等大环境保持一致，从而维持正常的生产关系，促进生产力的发展。

第二节　护理管理学概述

一、护理管理概述

（一）护理管理的概念

护理管理（nursing management）是充分利用组织资源，以提高护理服务质量和工作效率为目的的活动过程。世界卫生组织（WHO）对护理管理的定义：护理管理是为提高人类健康水平，系统地发挥护士的潜在能力及有关人员或设备、环境及社会活动作用的过程。美国护理管理学家斯万斯波戈（Swansburg）提出：护理管理是有效地利用人力和物力资源，以促进护理人员为病人提供高质量护理服务的过程。

（二）护理管理的作用

护理管理是医院管理的重要组成部分，护理管理水平直接反映了医院的管理水平和医疗质量。高质量的护理管理可使门诊和病房井然有序，清洁安静；各种物资设备保持在随时备用和性能良好状态；病人休养治疗环境好；病人身心处于最佳状态，接受准确、及时、连续的治疗和护理；医患关系融洽信任；各科室之间、医护之间、各部门之间协同工作；环境卫生达到规定要求，减少医院内感染发生；护理人员在护理教学、科研、预防、保健中的作用发挥得更积极有效，护理工作达到更高、更新、更广、更深的"大质量观"水平。

二、护理管理学概述

(一) 护理管理学的概念

护理管理学是研究护理管理活动中的普遍规律、基本原理、方法和技术的一门独立学科。它是管理学在护理专业领域中的应用，既属于专业领域管理学，是卫生事业管理中的分支学科，又是现代护理学科的一个分支。

(二) 护理管理学的研究范围

根据管理学的研究内容和特点，凡护理学研究的领域或护理活动所涉及的范围都是护理管理学的研究范围。美国护理专家 Barbara J. Stevens 博士提出了护理管理模型（图 1 - 2）。

该模型清楚地表示了护理管理作为一个过程所涉及的四个内容，包括护理实践、护理教育、护理科研、护理理论均是护理管理的研究范围。其中，人、物、空间、信息是管理的主要资源。人的资源包括工作人员的数量、智力和类型；物的资源包括仪器、设备、物资和工程应用技术；空间资源包括建筑设计布局和规模；信息资源将提供社会和环境对护理服务的影响及反映等。

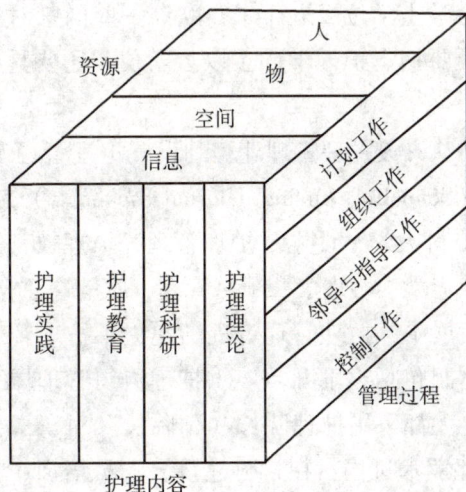

图 1 - 2　护理管理模型

三、护理管理的形成与发展

（一）国外护理管理的形成与发展

护理自古有之，但作为一门学科发展只有近 150 年的历史。护理管理的发展与护理事业的发展是同步的、相互影响的。纵观护理管理的发展历程，同护理学一样，大致可分为三个阶段：即古代护理管理、近代护理管理、现代护理管理。但早期的护理管理既不系统、也不规范，更没有形成独立的知识体系，真正的科学护理管理是从近代护理学创始人弗洛伦斯·南丁格尔（Florence Nightingale）时期开始的。她首先提出系统化的护理管理方式，创立护理行政制度，重视护理人员的训练等，无论是在伦敦看护所还是在克里米亚战争中，都注重采光、通风、照明、清洁等环境对病人康复的影响，并整顿手术室、食堂、化验室，由于她的科学管理，奇迹般地降低了战地医院的感染率和死亡率，创造了医院护理管理的奇迹，使南丁格尔时代成为护理管理的典范。第二次世界大战以后，世界各国都相继学习和应用南丁格尔的护理管理模式，使护理管理更加具体和实际，并逐渐发展。

进入 20 世纪，美国等一些发达国家，在护理理念、护理模式的构成方面冲破旧的传统观念，使护理管理有了新的进展，同时护理管理者的要求更加具体和严格。如美国护理协会（ANA）于 1969 年对护理管理者的资格和角色提出了具体要求：①参与整个医院及医疗卫生政策的制定，同时参与医院各项管理工作的开展与评价；②有责任和权力开展护理管理工作，具体责任为规划、组织、协调与评价管辖范围内所有护理人员的各项护理活动；③了解护理保健服务的社会性、政治性及经济性特点；④护理管理者的最低学历要求为学士学位。近年来，欧洲一些国家对护理管理者的知识结构又提出了新的要求，即既要拥有护理学硕士以上学位，还要具备工商管理、经济学及财务管理方面的知识。

护理管理教育的发展从开设护理管理课程到设置护理管理专业。早在 1946 年，美国波士顿大学护理学院（School of Nursing, Boston University）就设立了护理管理课程。1992 年，德国开设高等专科大学，设立了护理管理、护理教育等专业。护理管理专业的重点课程有经济学、社会学、心理学、项目管理、质量管理等。

在护理管理实践的发展中，护理管理者逐渐建立了护理管理体制和确立了护理管理者的地位。护理管理体制包括以下几点。①护理组织管理体系：根据医院规模大小分为一、二、三级管理，大都采用护理院长（副院长）对董事会负责的管理模式，具有较强的独立性。②护理学术机构：在学科建设、人员培训、临床服务、临床护理专家认证、护士资格考试、护士立法等方面，具有较高的权威性。

护理管理研究的发展也不断深入。近年来开展的临床路径、护士职业防护、护理质量管理、护理经济管理的研究对护理事业发展起到了很大的推动作用，如护理质量的标准化管理，关注护理成本、市场需求等方面的研究，以保障护理质量、减少资源浪费、增加工作效率为目标，追求优质、高效和低耗的护理服务品质。

（二）我国护理管理的发展

我国护理管理的发展是随着近代护理学及医院的发展而发展的。它始于鸦片战争前后，首见于外国教会医院引进的管理体制及制度。20世纪30年代，医院护理管理组织日趋健全，初步形成护理部主任—护士长—护士的管理层次。随着新中国的成立，护士队伍不断壮大，各级护理管理组织不断健全。

新中国成立后，我国护理有了较大发展。1952年医院推行的《保护性医疗制度》，提出要抓病区环境管理。1953年国家卫生部发布的《综合医院工作职责》对各类护理人员的职责作了明确规定。1962年总后勤部卫生部出版了《医疗护理技术操作常规》，1963年又出版了《医院护理技术管理》，为护理技术管理提供了有力的依据和方法，促使护理管理由以往单纯依赖制度的管理过渡到制度管理与技术管理的有机结合。

1979年以后，我国护理工作得到较快发展，护理管理也步入科学管理的崭新时期，主要表现在以下几个方面。

1. 护理管理组织体系不断完善 1979年国家卫生部先后下达《关于加强护理工作的意见》、《关于加强护理教育工作的意见》等文件后，各医院相继恢复了护理部，初步形成了"护理部主任—科护士长—护士长"三级管理或"总护士长—护士长"两级管理的护理管理系统，但这时护理工作的组织领导仍处于半独立状态。1986年卫生部印发了《关于加强护理工作领导，理顺管理体制的意见》，明确规定护理部的职权范围是负责全院的护理工作，对全院护理人员的培训、调配、考核、奖惩、调出、调入、晋升、提级、任免及护校毕业生的院内分配，均有建议权。至此，护理部形成了相对独立的组织系统，成为医院护理工作的领导部门和职能部门。

2. 护理管理理论体系初步形成 1981年梅祖懿与林菊英主编的《医院护理管理学》第一版出版，标志着我国医院护理管理理论体系的初步形成。该书按照护理系统的组织结构和管理内容，介绍了各级护理人员的条件和职责，护理人员的组织管理、技术管理，各项规章制度、工作质量标准以及对培训工作和科研工作的领导方法等。经过护理管理者的不懈努力，现已出版了多种版本的护理管理类教材和专著，这些理论成果形成了护理管理的学科体系，也成为了我国护理管理实践、应用与发展的指南和依据。

3. 护理质量管理初步实现标准化 医院分级管理为制定各项护理质量标准提供了依据，极大地促进了护理质量标准化管理的进程。1990年在北京召开的全国护理质量研讨会上，护理高层管理人员依据医院分级管理中对护理工作的要求，提出了护理质量的达标标准及量化指标，同年3月，总后勤部卫生部也印发了《军队医院护理质量主要评价指标的通知》，首次在我国形成了比较完善的护理质量管理标准体系。从此，标准化管理逐步取代了以前的经验管理。

4. 护理管理人员的素质和管理水平不断提高 医院及各类护理学术团体开始重视管理人员的在职教育，通过举办各种护理管理学习班和学术交流活动，使护理管理人员掌握了相应的管理知识。护理管理人员开始懂得运用科学的管理理论和方法指导护理管理实践，提高了工作的效率和质量。

5. 护理管理手段逐步现代化 从 1987 年空军石家庄医院研制我国第一个护理信息系统至今，已开发了许多护理管理信息系统。其中较常用的有护理质量控制评分系统、护理差错事故分析系统、护理工作量统计系统、护士长管理系统、护理人员科技档案系统、继续教育学分管理系统等。计算机在护理管理领域的广泛运用，标志着我国护理管理的手段进入了现代化管理阶段。

6. 护理管理走向法制化 1993 年卫生部颁布了我国第一部护理法制文件《中华人民共和国护士管理办法》，1995 年开始在全国普遍推行护士执业考试，1998 年卫生部颁发了《临床护士规范化培训试行办法》、《继续护理学教育试行办法》，2008 年国务院又颁布了《护士条例》。这些办法与条例的颁布与实施，标志着我国在护理人员管理和培训等方面走上了法制化的轨道。

四、现代护理管理的发展趋势

（一）管理思想现代化

随着现代医学的发展、医学模式的转变以及健康观念的改变，人们对护理服务需求不断增加，护理管理思想必须紧紧围绕这些变化发展。管理思想的现代化转变主要表现在：从过去重视过程管理转向多层次、多元化的目标管理；从一维分散管理转向多维系统管理；从重视硬件管理转向重视软件、信息管理；从监督管理转向激励管理；从定性或定量管理转向定性与定量相结合的管理；从经验决策管理转向科学决策管理；管理人才从技术型的"硬专家"转向"软专家"等。

（二）管理人才专业化

现代护理管理的最新观点认为，一个合格的护理管理者，其管理技能和知识比临床经验更重要。比如选拔护士长强调的是管理水平，而不是高级临床护理技能。护理管理要走向科学管理的轨道，管理人员必须向专业化发展，既是临床护理专家，又是护理管理专家。将来的护理管理者，护理部主任或护理副院长应有护理专业和管理专业本科以上的双学历，护士长上岗前要经过严格的管理知识培训。管理知识、管理技术和管理方法将成为护理管理者追求质量与效率的重要工具。

（三）管理理念人性化

现代管理中强调人是第一要素。在护理管理的实践中，将重视全面贯彻以人为本的管理思想。它包括对护理人员的管理和对病人及其家属的管理两方面。一方面，管理者努力营造一个和谐、宽松、奋进、向上的工作环境，充分发挥护理人员自主权、参与权，充分调动护理人员的工作积极性。另一方面，管理者要坚决落实以"以病人为中心，以质量为核心"的管理理念，在护理工作安排、病区管理、规章制度建设等方面都要进行适当的调整。以人为本的管理思想贯穿于整个管理实践将是护理管理者今后的一项长期任务。

（四）管理手段自动化

广泛应用计算机网络技术是现代护理管理的趋势。管理手段的自动化，可以使管理工作达到经济、准确、及时、高效的要求。护理管理者通过网络可以了解全院各科室的工作动态，发布信息，统计数据，进行质量监控，调配护理人员等。各病区护理人员通过计算机网络完成处理医嘱，书写病历，办理出入院手续，通知取药、化验、特殊检查等多项工作。计算机信息化技术与护理工作相结合，将大大提高护理管理的效率。

（五）管理方法科学化

护理管理者除了综合运用行政、经济、法律、教育等管理方法外，还要结合专业特点，学习并掌握先进的管理方法，如全面质量管理、全面经济核算、目标管理、ABC 时间管理法、量本利分析、微机辅助管理等，推进护理管理科学化的进程。

（六）经营管理企业化

护理管理中融入企业化的管理制度和经营模式。医院不但要重视社会效益，同时要注重经济效益和讲究成本核算。护理管理要进行成本核算，有效利用人、财、物等资源，提高效率，降低成本，突出护理服务的特色。

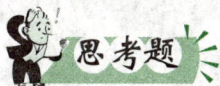

思考题

1. 何谓管理？管理具有哪些基本特征？
2. 管理的基本职能有哪些？
3. 简述管理的五要素及各要素管理应遵循的原则。
4. 何谓护理管理？护理管理的发展趋势有哪些？

（胡友权）

第二章 | 管理理论与管理原理

学习目标

1. 掌握古典管理理论、行为科学管理理论和管理原理在护理管理中的应用。
2. 熟悉古典管理理论、行为科学管理理论的代表人物和主要内容；管理原理相对应的原则。
3. 了解中国和西方的主要管理思想；现代管理理论的主要学派。

管理伴随人类的共同劳动而产生，是人类共同劳动的产物。人类在漫长的发展过程中，积累了大量的管理实践经验，并形成了一些宝贵的管理思想，但在相当长时间内未能形成系统的管理理论。直至 19 世纪末 20 世纪初，随着科技和生产力的飞速发展，出现了科学管理，标志着人类系统管理理论的诞生。在之后的 100 多年里，管理理论得到了快速发展。

◎走进管理——效率指标应用出现的整体性缺陷

90 年代中期，国家双休日法规出台后，医院实际工作日减少，住院病人压床现象比较严重，平均住院日高达 25 天，病人住院难的问题相当突出。在这一大环境下，某医院开始重点着手医疗效率的管理，出台降低"平均住院日"的制度及各疾病住院时间标准。一段时间，各科室盯住病人在院时间，检查治疗抓得很紧，同时医院也下力气抓紧缩短医技检查预约时间，解决影响医疗效率的岗位、人员、医疗设备等问题。经过几个月的管理，医院"平均住院日"明显下降，但同时床位利用率一度下降幅度也比较大，空床现象这一严重问题又出现了。

思考：为什么平均住院日的问题解决了，又出现了"空床现象"这一更为严重的问题？

第一节　管理思想

一、中国古代的管理思想

中华民族的悠久历史积累了丰富的管理实践和许多影响深远的管理思想，为人类社会的进步和管理理论的发展作出了重要贡献，但由于缺乏系统的研究和探索，未形成科学的管理理论，主要体现在以下几个方面。

（一）系统管理思想

中国历史上许多杰出的建筑活动，都在不同程度上反映了朴素的系统管理思想。如举世闻名的万里长城是人类历史上的一个奇迹，据《春秋》记载，当时的修建计划很周密，不仅包括了计算城墙的土石方总量，需要的人工和材料，而且对各地派来人工往返的路程、需要的口粮以及各地区分担的修筑任务都分配的十分明确，充分体现了系统管理的思想。再如，战国时期修建的都江堰水利枢纽工程，巧妙的利用了地形、地势等自然地理条件，成功地解决了灌溉、蓄水、排洪、排沙等系列问题，堪称为系统管理思想的典范。

（二）社会管理思想

《论语》、《管子》中有"君子不器"，即上层官吏不应该陷于具体事务之中；儒家思想中有"君君、臣臣、父父、子子"，表明君臣各自的地位和层次与各自的职责和任务，还有"其身正，不令而行；其身不正，虽令不行"，表明从政者应当身为表率，方能令行禁止，否则虽有法令，也不能推行。

（三）战略管理思想

著名的《孙子兵法》共十三篇，被推崇为中外"兵学圣典"，涉及的竞争和谋略问题，被后人应用于竞争战略、竞争手段、经营决策、生产运筹、组织建设等方面。如《孙子兵法·计篇》中有"夫未战而庙算胜者，得算多也；未战而庙算不胜者，得算少也。多算胜，少算不胜，而况于无算乎！吾以此观之，胜负见矣"，指出周密的分析、比较、谋划，也就是计划和准备的重要性；《孙子兵法·谋攻》中有"知彼知己，百战不殆；不知彼而知己，一胜一负；不知彼，不知己，每战必殆"，指出未战先算、知彼知己思想对管理运筹、组织改革、企业战略、市场策略，以及管理决策条件选择的指导意义。到目前为止，《孙子兵法》已出版了英、日、俄、德、法、捷等多种译本，甚至成为国外许多企业培养管理人才的必修课程。

（四）用人思想

人是管理的关键问题。中国古代的思想家们提出了一系列用人思想。如墨子提出"察其所能而慎予官"，强调确立"唯贤不用亲"的制度，倡导"不辨贫富、贵贱、远近、亲疏，贤者举而尚之，不肖者抑而废之"；荀子提出"无私人以官职事业"，告诫执政者切不可任人唯亲，而主张任人唯贤，唯才是举；晏子指出"地不同生，而任之以一种，责其俱生不可得；人不同能，而任之以一事，不可责偏成……任人之长，不强其短；任人之工，不强其拙。此任人之大略也"，是指人各有所长，各有所短，应该任人之长，避其所短。再如，韩非子也提出"明君使事不相干，故莫讼；使士不兼官，故技长；使人不同功，故莫争"是指任用人才时，应使各种官职的职责明确，不要互相干涉，否则就会互相推让，或者互相牵制，或者互相争权。

二、西方早期的管理思想

西方的管理实践活动及管理思想也有着悠久的历史。埃及人首先意识到"管理跨度"，考古学家发现，在法老的陪葬品中，奴仆的雕像特别令人感兴趣："每一个监督者大约管理 10 名奴仆。"古巴比伦王国是由国王汉谟拉比建立起的中央集权奴隶制国家，颁行了《法典》，对各种职业、各个层面人员的责、权、利关系给予了明确的规定。古希腊的部落管理体制中，可看到"议会制"的某些端倪。雅典城邦及其议会、人民法庭、执政官的存在表明那时已意识到了管理职能。古罗马帝国兴盛统治了几个世纪，归功于采用了较为分权的组织管理形式。罗马天主教早在工业革命以前，就成功地解决了大规模活动的组织问题，采用按地理区域划分基层组织及高效的职能分工，在各级组织中配备辅助人员，使下级参与决策，但又不破坏指导的统一性，故而全面地控制了世界各个角落 5 亿以上教徒的宗教活动。中世纪（公元 476 ~ 1500 年）时，城市的兴起、贸易的发展和威尼斯造船厂（兵工厂）的管理实践也极大地丰富了管理思想，早在 15 世纪的威尼斯兵工厂即采用流水作业的生产和管理活动，并由领班和技术顾问全面管理生产，是现代管理思想的雏形。

18 世纪中叶到 19 世纪末，是西方资本主义工厂制度的兴起到资本主义自由竞争发展的时期，人们已朦胧地意识到管理的重要性，并力图摆脱传统管理的桎梏，以寻求适合资本主义企业生存发展的管理，出现了一些有代表性的人物及管理思想。如亚当·斯密（Adam Smith）在其代表作《国民财富的性质和原因的研究》提出"劳动分工"和"生产合理化"的概念，认为只有分工才能提高劳动生产率；查尔斯·巴贝奇（Charles Babage）在其代表作《论机器和制造业的经济》中发展了亚当·斯密的劳动分工理论，分析了分工能提高劳动生产率的原因，提出"边际熟练"原则，认为应对技术劳动强度作界定，作为付酬的依据，还提出"管理的机械原则"，认为应以科学方法分析工人工作量、原材料及利用情况，以提高工作效率，把数学计算引入管理，这些都为后来古典管理理论的形成提供了一定的思想依据；罗伯特-欧文（Robert Owen）提出"人是环境的产物"，认为有什么样的环境就会产生什么样的人，其在人事管理方面的理论与实践，对后来的行为科学理论产生了很大影响。

第二节　管理理论

管理理论的发展一般经历了三个阶段：古典管理理论阶段（19 世纪末 ~ 20 世纪 20、30 年代）、行为科学理论阶段（1940 年 ~ 1960 年）、现代管理理论阶段（1960 年 ~ 至今）。

一、古典管理理论阶段

（一）泰勒的科学管理理论

1. 概述　科学管理理论主要的创始人弗雷德里克·泰勒（Frederick Taylor），出生于美国费城一个富裕的律师家庭，早年考入哈佛学院，18岁时因眼疾辍学。泰勒先后当过学徒、技工、工长、总技师、总工程师，并获得斯蒂芬工艺学院的机械工程学位。19世纪末20世纪初，泰勒针对美国工厂中管理落后、工人劳动生产率低下的状况，以工厂管理为对象，以提高工人劳动生产率为目标，通过三个著名的实验"搬运铁块实验"、"铁砂和煤炭的挖掘实验"和"金属切削实验"，主要解决两个问题：①如何提高工人的劳动生产率；②如何提高组织的管理效率。1911年，泰勒出版了《科学管理原理》一书，标志着科学管理理论的形成，他也被称为"科学管理之父"。

2. 主要内容　科学管理理论的中心问题是提高劳动生产率，主要内容如下。①实行标准化管理：要求工人采用标准化的操作方法，使用标准化的工具、机器和材料，并使作业环境标准化，消除不合理因素，从而有能力完成较高的工作定额。这就是泰勒著名的3S管理。②挑选第一流的工人：所谓第一流的工人，是指最适合做且又愿意去做这项工作的人。通过挑选或培训第一流的工人，使他们有最合适的工作，激励他们尽最大的力量来完成工作任务。③实行激励性的付酬制度：通过工时研究和分析，制定出恰当的工作定额或标准；采用"差别计件制"的方法，按照工人是否完成定额采取不同的工资率，刺激工人提高劳动生产率。④精神革命原理：改变过去工人和雇主的兴趣焦点都在于如何分配盈利，把注意力转移到增加盈余的量，使他们共同努力创造大量的盈余，这样足够给工人大量增加工资，并给雇主大量增加利润。⑤管理职能与作业职能分离：主张设立专门的管理部门，专司研究、计划、调查、训练、控制和指导，工人只负责第一线操作。⑥实行例外管理原则：将管理中的大量事务性工作尽可能规范化，授权给下级管理人员去处理，高级管理人员只保留对例外事项的决策权和监督权，至今仍是管理中极为重要的原则之一。

3. 在护理管理中的应用　①在护理分工方式上，实行功能制护理，流水作业，提高了工作效率；②在护理技能操作上，制定了规范化的护理技能操作流程和动作、时间标准，作为考核护理人员技术水平的标准；③在护理工作职责上，分清了各级护理管理者的职责功能，如护士长负责业务统筹、规划、控制等，护理人员负责具体的护理工作。

（二）法约尔的管理过程理论

1. 概述　管理过程理论的代表人物亨利·法约尔（Henri Fayol），出生于法国的一个资产阶级家庭，是法国杰出的经营管理思想家。法约尔1860年毕业于圣埃蒂安国立矿业学院后，进入一家矿冶公司工作，从采矿工程师到矿井经理，直至公司总经理。与泰勒不同的是，在漫长而卓有成绩的职业生涯中，法约尔一直从事管理工作，因此他的研究侧重于管理职能和高层次管理工作的原则。1916年，法约尔出版《工业管理与一般管理》一书，阐述了他的管理过程理论，被后人称为"管理过程之父"。

2. 主要内容　管理过程理论对后来管理理论的研究具有深远影响，主要内容如下。

（1）企业的经营活动　任何企业的经营都可概括为6种基本活动，即管理活动、技术活动、商业活动、财务活动、会计活动以及安全活动。在不同阶层的工作中，各项活动所占的比例各不相同。例如在高阶层工作中，管理活动所占的比例最大；而在基层工作中，技术活动所占的比例最大。

（2）管理的基本职能　管理活动是6种基本活动的核心，具有5项职能，即计划、组织、指挥、协调和控制。

（3）管理的一般原则　成功管理应遵循的14项基本原则：合理分工、权利和责任的一致、严明的纪律、统一指挥、统一领导、个人利益服从集体利益、个人报酬公平合理、集权与分权相适应、明确的等级制度、良好的工作秩序、公平公正的领导方法、人员任用稳定、鼓励员工的创造精神、增强团体合作和协作精神。

3. 在护理管理中的应用　①形成了护理管理的组织系统，各层次护理人员的职责与权力对等；②确定了护理管理者的任务，承担计划、组织、指挥、协调和控制等工作；③建立了奖罚制度、人员留任措施，并注意发展护理人员的创造精神和团队精神。

（三）韦伯的行政组织理论

1. 概述　行政组织理论的代表人物马克思·韦伯（Max Weber），德国著名的经济学家和社会学家。他的研究侧重于行政管理组织理论，在其代表作《社会和经济组织的理论》一书中，提出了"理想的行政组织体系"理论，目的是解决管理组织结构优化问题。因此，他被称为"组织理论之父"。

2. 主要内容

（1）权力与权威是组织形成的基础　组织中人们所服从的权力分为3种类型：一是理性的、法定的权力，是以组织内部各级领导职位所具有的正式权力为依据的；二是传统的权力，是以古老的、传统的、不可侵犯的地位为依据的；三是超凡的权力，是以对别人特殊的、神圣英雄主义或模范品德的崇拜为依据的。只有理性的、法定的权力才能成为管理行政组织的基础，才能带来最高的效率。

（2）理想行政组织体系的特点　韦伯认为"理想的行政组织体系"至少应具备：①明确的职位分工；②自上而下的权利等级系统；③人员任用通过正式考评和教育实现；④严格遵守制度和纪律；⑤建立理性化的行动准则，工作中人与人之间只有职位关系，不受个人情感和喜好的影响；⑥建立管理人员职业化制度，使之具有固定的薪金和明文规定的晋升制度。

3. 在护理管理中的应用　①护理管理的组织系统采用层级结构，即护理部正副主任—科护士长—护士长—护士，每一职位设立相应的职权；②建立明确的规章制度，如奖罚制度、人员考评制度、劳动纪律，并按章执行；③人员晋升除考虑学历、经历外，还参考工作表现和奖罚记录。

古典管理理论后来被许多管理学者研究、传播和发展，并加以系统化，但也存在以下局限性：一是对人的研究仅仅存在于"经济人"的范畴，没有强调以人为中心的管理；二是研究重点放在企业内部，忽视企业的发展环境。

二、行为科学理论阶段

行为科学作为一种管理理论，开始于20世纪20年代的霍桑实验，真正形成却在20世纪50年代。管理学上通常将该理论研究分为两个阶段，前期为人际关系学说，后期为行为科学。

（一）人际关系学说

1. 概述　又称人群关系学说，代表人物乔治·埃尔顿·梅奥（George Elton Mayo），美国管理学家、哈佛大学教授。通过历时8年的"霍桑试验"，开启了管理学对人本性的关注，提出了"人是社会人"的观点。

1924～1932年，梅奥针对美国西部电气公司的霍桑工厂尽管有较完善的设施和福利制度，但生产效率仍然低下的现象，进行了霍桑试验，分为四个阶段：照明试验、福利试验、访谈实验以及群体实验阶段，分别研究照明、工作条件、访谈实验和计件奖金对生产效率的影响。1935年，梅奥出版了《工业文明中人的问题》一书，并提出了人际关系学说。

2. 主要内容　霍桑试验的结论：①工人是社会人，非"经济人"。除了有物质收入方面的需求外，还有社会、心理方面的需求，如人际感情、安全感、归属感和受人尊重等，后者更为重要。②企业中不但存在着正式组织，还存在着非正式组织。非正式组织与正式组织相互依存、相互影响，左右成员的行为，影响生产效率的提高。③新型领导能力应重视提高工人的满意度。管理者应善于倾听和沟通，善于理解工人，多方面满足工人的需求，提高工人的满足感。这些结论构成了后期行为科学的理论基础。

（二）人性管理理论

1. 概述　代表人物道格拉斯·麦格雷戈（Douglas McGregor），美国麻省理工学院教授、行为学家。于1960年出版的《企业与人》一书中提出管理过程中"人性"的两种假设，即X-Y理论。

2. 主要内容　麦格雷戈认为，管理者对员工有两种不同的看法，相应地就会采取两种不同的管理方法。麦格雷戈将两种不同的人性假设概括为"X理论"和"Y理论"。

X理论基本上是一种关于人性消极的观点。该理论认为，人是好逸恶劳、尽可能逃避工作的，仅用奖赏的办法不足以抑制其厌恶工作的倾向，必须进行强制、监督、指挥；一般人都胸无大志，通常满足于平平稳稳的工作，不喜欢具有"压迫感"的困难工作。

Y理论是一种关于人性积极的观点。该理论认为，人并非懒惰、厌恶工作，在适当的鼓励下愿意承担责任，并热衷于发挥自己的才能和创造性；管理者要创造一个能多方面满足工人需要的环境，使其智慧、能力得以充分发挥，更好的实现组织目标和个人目标。

（三）群体行为理论

1. 概述　又称群体动力学理论，代表人物卢因（Kurt Lewin），德国心理学家。该理论主要研究组织中的群体行为，即非正式组织以及人与人之间的关系问题。

2. 主要内容　卢因的"群体行为理论"认为：①群体是一种非正式组织，是由活动、相互影响以及情绪三个相互关联的要素组成；②群体的存在和发展有自己的目标；

③群体的内聚力可能会高于正式组织的内聚力；④群体有自己的规范；⑤群体的结构包括群体领袖、正式成员、非正式成员以及孤立者；⑥群体领导方式有 3 种，专制式、民主式和自由放任式；⑦群体的规模一般较小，以利于内部沟通；⑧群体领导是自然形成的，他要创造条件促使他人为群体出力；⑨群体中的行为包括团结、消除紧张、同意、提出建议、确定方向、征求意见、不同意、制造紧张、对立等。

（四）行为科学理论在护理管理中的应用

行为科学理论给护理管理带来了新的启示，主要表现在：强调以人为本的护理管理和临床护理，重视人的多种需要的满足；重视非正式组织对护理管理的作用和影响，把正式组织和非正式组织、管理者和被管理者作为一个整体来把握；重视组织内部的信息流通和反馈，用沟通代替指挥监督，注重参与式管理和护理人员的自我管理。

三、现代管理理论阶段

第二次世界大战以后到 20 世纪 80 年代，随着社会生产力的发展以及社会学、系统科学、计算机技术在管理领域日益广泛的应用，关于现代管理的研究日益增多，形成了多种管理学派，它们从不同的角度阐明了现代管理的有关问题。美国管理学家孔茨形象地将现代管理理论的各学派称为"管理理论丛林"。

（一）现代管理理论的主要学派

1. 管理过程学派　又称管理职能学派，是在法约尔管理思想的基础上发展起来的，代表人物哈罗德·孔茨（Harold Koontz），美国管理大师。该学派围绕管理过程或管理职能来研究管理问题，认为管理是一个过程，包括计划、组织、人事、领导、控制等若干个职能。这些管理职能对任何组织的管理都具有普遍性。管理者可以通过对各个职能的具体分析，归纳出其中的规律与原则，指导管理工作，提高组织的效率和效益。

2. 社会系统学派　代表人物切斯特·巴纳德（Chester Barnard），美国管理学家。该学派的主要观点：①社会的各级组织都是一个协作系统，组织的产生是人们协作愿望导致的结果；②组织应该包括三个基本要素，即共同的目标、协作的意愿和信息的沟通；③管理人员的职能主要有 3 项，建立和维持一个信息联系和沟通的系统、确定组织目标、使组织成员为实现组织目标而努力工作；④提出权威接受论，即管理人员权限的大小取决于下属对他的接受程度。

3. 系统管理学派　代表人物弗里蒙特·卡斯特（Fremont E. Kast）、理查德·约翰逊（Richard A. Johnson）和詹姆士·罗森茨韦克（James E. Rosenzweig）。系统管理学派是在一般系统论的基础上建立起来的，用系统论的观念考察组织结构和管理的基本职能。该学派的主要观点：①组织是一个整体的系统，它由若干子系统组成，系统的运行是通过各子系统相互作用决定的；②任何组织都是一个开放的系统，与周围环境的相互作用、相互影响，并通过内部和外部信息的反馈，不断进行自我调节，以维持动态平衡；③组织中任何子系统的变化都会影响其他子系统的变化，为了更好地把握组织的运行过程，就要研究这些子系统和它们之间的相互关系，以及它们如何构成一个完整的系统。

4. 权变理论学派 代表人物伍德沃德（J. Woodward）、弗雷德·费德勒（Fred E. Fiedler）。该学派的主要观点：组织和组织成员的行为是复杂多变的，环境的复杂性也给有效的管理带来困难，所以没有一种理论和方法适合于管理的所有情况，管理方式应随环境的改变而变化。也就是说，管理具有不确定性，应因人、因事、因时选择适当的管理方式。

5. 决策理论学派 代表人物赫伯特·西蒙（Herbert A. Simon），1978 年诺贝尔经济学奖的获得者。该学派的主要观点：管理就是决策，决策贯穿管理的整个过程。决策过程包括 4 个阶段：搜集情况、拟定计划、选定计划和评价计划，每一阶段就是一个复杂的决策过程。

6. 管理科学学派 又称数理学派，它是泰勒科学管理理论的继续和发展，代表人物美国的埃尔伍德·斯潘赛·伯法（Elwood Spencer Buffa）。该学派的主要观点：管理过程是一个合乎逻辑的系统过程，管理活动可以运用数学的方法来分析和表达；主张广泛应用计算机技术，并建立一套决策程序和数学模型以增加决策的科学性，强调管理的合理性，实行定量分析，准确衡量；创设了若干管理研究的定量分析方法，如决策树、线形规划、网络技术、动态规划方法等。

此外，现代管理理论还有其他学派，如行为科学学派、经验主义学派、经理角色学派、社会技术学派和经营管理学派等。

（二）现代管理理论的新发展

进入 20 世纪 80 年代以后，尤其是 90 年代以来，世界的政治、经济、技术和社会环境都发生了剧烈的变化，管理理论也得到了飞速发展。这里介绍目前比较关注的三个理论。

1. 企业再造理论 企业再造也译为"公司再造"、"再造工程"，由美国学者迈克尔·哈默（Michael Hammer）于 1990 年在其发表的"再造，不是自动化，而是重新开始"一文中首次提出，是 20 世纪 90 年代初发展起来的一种全新的企业管理理论。它以一种再生的思想重新审视企业，并对传统管理学赖以存在的基础——分工理论提出了质疑，被称为管理学发展史上的一次革命。该理论强调企业为了能够适应新的世界竞争环境，必须摒弃已成惯例的运营模式和工作方法，以工作流程为中心，重新设计企业的经营、管理及运营方式。企业再造的主要程序：①对原有的流程进行全面的功能和效率分析，发现存在的问题；②设计新的流程改进方案，并进行评估；③对制定与流程改进方案相配套的组织结构、人力资源配置和业务规范等方面进行评估，选取可行性强的方案；④组织实施与持续改进。

2. 学习型组织理论 由美国哈佛大学教授佛睿斯特在系统动力学原理基础上首次提出，由他的学生美国学者彼得·圣吉（Peter M. Senge）于 1990 年出版的《第五项修炼——学习型组织的艺术与实践》一书中得到完善。所谓学习型组织（learning organization），是指通过弥漫于整个组织的学习气氛而建立起来的一种符合人性的、有机的、扁平的组织。这种组织具有持续学习的能力，是可持续发展的组织。学习型组织的特征：①组织成员拥有一个共同愿望；②组织由多个创造性团体组成；③善于不断学习；

④"地方为主"的扁平式组织结构；⑤自主管理；⑥组织边界将被重新界定；⑦员工家庭与事业的平衡；⑧领导者的新角色为设计师、仆人和教师。圣吉认为组织演变成学习型组织，保持持久的竞争优势，必须进行五项修炼，即自我超越、改善心智模式、建立共同愿景、团队学习、系统思考，其中系统思考是五项修炼的基石。

3. 创新理论 由美籍奥地利经济学家约瑟夫·阿洛伊斯·熊彼特于 1912 年在其代表作《经济发展理论》中首次提出，由 1987 年诺贝尔经济学奖获得者罗伯特·索罗以及英国经济学家密尔顿·弗里曼发展完善。进入 21 世纪以来，创新已成为组织在竞争中决定成败的主导因素，成为决定组织命运和前途的关键。熊彼特创新理论的内容：①产品创新，引入一种新产品；②技术创新，采用一种新的生产方法；③市场创新，开辟一个新市场；④资源配置创新，获得原料或半成品的新供给；⑤组织创新，建立一个新的组织。创新理论的基本观点：①创新是生产过程中内生的；②创新是一种"革命性"变化；③创新同时意味着毁灭，新组合意味着对旧组织通过竞争而加以消灭；④创新必须能够创造出新的价值；⑤创新是经济发展的本质规定；⑥创新的主体是"企业家"。也就是说，企业家的核心职能不是经营或管理，而是看其是否能够执行这种"新组合"。这一观点说明了创新活动的特殊价值。

（三）现代管理理论在护理管理中的应用

现代管理理论对护理管理产生了巨大影响，主要表现在：用系统的方法和权变的方法指导护理管理和护理实践工作，用全局的观点思考问题，不忽视每一位护理人员、每一位病人、每一个细节对整体的影响，并根据护理工作的复杂性，因事、因人采取不同的管理方式；强调护理管理者的决策意识和决策的科学化；强调学习型组织、不断创新和不断重设医院的经营、管理及运营方式的作用；强调信息反馈和计算机管理在护理工作中的应用。

第三节　管理原理

管理原理（theory of management）是对管理工作的本质及其基本规律的科学分析和概括。管理原则是根据对管理原理的认识和理解引申出的管理活动中所必须遵循的行为规范。研究管理的基本原理和原则，对于护理管理工作有着普遍的指导意义。现代管理原理包括系统原理、人本原理、动态原理和效益原理，每一项原理又包含若干相对应的原则。

一、系统原理

（一）系统原理的基本内容

系统原理（systematic theory）是现代管理学中最基本、最重要的一个原理，是指运用系统论的基本思想和方法指导管理实践活动，解决和处理管理的实际问题。系统论是由美籍奥地利生物学家贝塔朗菲（L. V. Bertalanffy）创立的。

1. 系统的概念 系统（system）是指由若干相互联系、相互作用的要素组成的，具有一定结构与功能的有机整体。任何事物都可以看作一个系统，如一个行业、一个企业、一个医院、一个部门乃至一个国家、整个地球，都可将其看成是一个系统，人也可以看作是一个系统。把医院作为一个系统，护理系统就是其中的一个子系统，护理系统与医疗、后勤等其他子系统既有联系又相互制约、相互依存。

2. 系统的特征

（1）整体性 这是系统最基本的特性。系统是由两个或两个以上要素组成的，每一个要素都有其独特的功能，但它们集合起来构成系统后，又具有各孤立要素所不具备的功能，也就是说，系统的功能大于各要素功能之和。

（2）目的性 每一个系统都会有非常明确的目的性。系统各要素的功能，就是为了实现系统最佳运动、发挥最大功能的目的。系统的结构是按系统目的和功能建立的，在组织、建立、调整系统结构时，要强调服从系统的目的。

（3）相关性 组成系统的各要素之间是相互作用、相互联系的，一个要素发生变化，会引起另一个要素发生变化，甚至影响整个系统的变化。反之，若整个系统发生变化，也会对各要素产生不同程度的影响，引起相应的变化。

（4）层次性 任何系统都有一定的层次结构。系统之间运动的有效性和效率高低，很大程度上取决于层次是否分明。也就是说，领导只行使领导的责任，员工做员工的事。层次清楚，职责分明是有效管理的基础。

（5）适应性 任何系统都存在于一定的环境中，都与环境有着现实的联系。系统的适应性强调系统与环境之间相互关系的协调发展。系统的功能只有在对环境的适应过程中才能得以充分体现，系统对环境的适应能力直接影响系统的生存和持久发展。

（二）与系统原理相对应的管理原则

1. 整分合原则 整分合原则是指管理要把统一领导和分级管理有机地结合起来，在整体规划下实行明确的分工，在分工的基础上进行有效的综合，使系统协调配合、综合平衡地运行。简言之，就是整体把握、合理分解、组织综合。如护理管理中的目标管理，就是把总目标按护理组织的层次、等级层层分解，形成分目标、子目标，构成完整的目标体系，目标与目标之间相互联系，在总目标指导下，分工合作，层层负责，有效综合，确保总目标的实现。

2. 反馈原则 管理的反馈原则就是控制系统把计划指令传送给执行系统后，还要运用执行系统反馈的信息再做出分析判断，适时调整指令，最终实现管理的目标。原因产生结果，结果构成新的原因。在现代管理中，反馈在原因和结果之间架起了"反向"的桥梁。遵循反馈原则才能做到分析有效，决断正确，指挥有力。

（三）系统原理在护理管理中的应用

系统原理已广泛应用于护理管理中，它要求在对各护理部门进行管理时，都应当把每一个部门看成一个系统，从整体上去观察问题，对诸要素间的联系以及与其他事物之间的联系，加以全面考察分析，防止片面性；合理安排护理系统中各部门、各单位的秩序，协调各方面的关系，使他们密切配合，形成统一整体，减少由于内部矛盾而产生的摩擦，使护理系统发挥更大的作用，取得更大的效益。

二、人本原理

（一）人本原理的基本内容

人本原理（humanism theory）就是在管理中坚持以人为本，注重发挥被管理者的积极性、主动性，努力为实现自我价值提供条件与机会，使被管理者在工作中充分发挥自己的潜能、创造性的完成工作任务。人本原理强调以人的管理为核心，以激励人的行为，调动人的积极性为根本，要求在一切管理活动中，始终把人的要素放在首位，重视处理人与人之间的关系。

人本原理的思想基础是：人不是单纯的"经济人"，而是具有多种需要的、复杂的"社会人"，是生产力发展中最活跃的因素。人本原理要求在管理活动中个人与组织利益协调，适度分权和授权，责权对等，员工参与管理等，体现了行为科学、社会学、心理学等多种社会科学的综合应用。

（二）与人本原理相对应的管理原则

1. 能级原则　能级原则的核心是人员的优势和特点与岗位要求的有机结合与匹配，做到能级对应。管理者应在组织系统中建立一定的管理层次，设置各管理层次相应的管理职责和工作要求；同时还应根据人的自身特点、能力和素质大小，将其安排到适应的岗位上，使人尽其才、才尽其用，使管理活动高效、有序、稳定地运行。

2. 动力原则　又称激励原则。人的行为需要动力，管理活动需要运用有效的动力使被管理者的行为聚集到组织整体目标上。常见的动力有3种，即物质动力、精神动力和信息动力。物质动力是组织行为的首要动力，包括工资、奖金、福利、津贴等；精神动力是实现人类高层次需要的源泉，可激发人的持久耐力，包括理想、抱负、事业心、精神奖励、晋升、职称、学位等；信息动力是通过信息而产生的动力，具有超越物质和精神的相对独立性，如参观学习获取信息，启发思维，产生思路，找到努力的方向和动力。

（三）人本原理在护理管理中的应用

首先，加强护理组织文化建设，通过组织文化的综合功能，提高护理人员对所在组织的认同程度。其次，加强护理人力资源管理，在充分分析岗位、下属的能力和特长后，将其安排在合适的岗位上，做到人尽其才，同时注重护理人才的选拔、培养、考核和使用，充分发挥护理人员的作用。再次，建立有效的护理人员激励机制，充分调动人员的工作积极性，使护理人员的行为方向与组织目标保持一致，达到组织动力利用的最大化。

三、动态原理

（一）动态原理的基本内容

动态原理（dynamics theory）认为管理是一个动态变化的过程，是管理人员与被管理人员共同达到既定目标的活动过程。管理的动态原理体现在管理主体、管理对象、管理手段和方法上的动态变化，同时组织的目标乃至管理的目标也是处于动态变化中的，因此有效的管理是一种随机制宜、因情况而调整的管理。动态原理要求管理者应不断更新观念，原则性与灵活性相结合，留有余地，避免僵化的、教条的、一成不变的思想和方法。

（二）与动态原理相对应的管理原则

1. 弹性原则　弹性原则是指管理应有伸缩性，要求管理者在进行决策和处理问题时应留有余地，在组织结构设计上，也应富有弹性。由于管理所面临的问题是多因素的，这些因素既相互联系又经常变化，事先很难做到精确估计，这就要求管理计划及方法都要有一定的弹性，使组织能适应内外环境各种可能的变化，从而实现有效和动态地管理。

2. 随机制宜原则　随机制宜原则是权变管理学派的重要思想之一。随机制宜原则要求管理活动应从具体实际出发，任何管理思想、管理理论和方法只适应于特定的管理活动中，不可能是解决一切问题的灵丹妙药，因此管理者要做到因时、因地、因人、因事不同而采取最适宜最有效的处理方法。

（三）动态原理在护理管理中的应用

护理管理活动千头万绪，具有复杂性、不确定性、突发性、风险性等特点。有效的动态管理，有助于护理管理者对内外环境变化做出适应性反应，避免出现被动局面。护理动态管理的主要措施：重视护理人员的专业水平和知识结构的培养，提高护理队伍的整体弹性，如鼓励护理人员参加大专、本科的学历教育，举办在职护士的规范化培训，鼓励积极参加进修培训、继续教育和职称晋升等；合理配置和使用人力资源，提高护理队伍的局部弹性，如根据工作需要合理配备护理人员、根据工作量和工作难度实行弹性排班等；在制定护理工作计划、做管理决策、执行改革创新等工作时遵循弹性和随机的原则，保持组织的稳定和发展活力。

四、效益原理

（一）效益原理的基本内容

效益原理（benefit theory）是指在管理中要讲求实际效益，以最小的消耗和代价，获取最佳的经济效益和社会效益。社会效益和经济效益两者是一个整体，不能片面强调某一个方面而忽视另一个方面，违反效益原理，就不可能是科学的管理。每一个管理者必须要注重管理的效益，不能做只讲动机不讲效果的"原则领导者"，或忙忙碌碌的"事务主义者"。

（二）与效益原理相对应的管理原则

价值原则是与效益原理相对应的管理原则。价值是指衡量事物有益程度的尺度，是功能与费用的综合反映。一般来说，功能越高，费用越低，价值就越大，反之价值就越小。提高价值的途径有五种：①费用不变，功能增加；②费用减少，功能不变；③费用减少，功能增加；④费用略有增加，功能大幅度增加；⑤费用大幅度减少，功能大幅度增加。显然，最后一种是最理想的目标。提高功能、降低费用是取得较大价值的重要途径。

（三）效益原理在护理管理中的应用

首先，护理管理者应树立成本—效益观念，科学、有效地使用人、财、物、时间、信息资源，做到物尽其用，从成本、收入、支出等方面进行护理改革与创新，以最小的耗费创造最大的价值。其次，应规范护理工作行为，提倡节约成本与资源人人有责，做到减员增效、开源节流。再次，应科学地规划资源，避免盲目的购进设备、投资项目。最后，医院是救死扶伤、治病救人的场所，"少花钱，治好病"是医疗活动的基本要求，护理管理者要以社会效益为最高准则，同时兼顾经济效益，不能过分地追求经济效益，忽视社会效益。注意医院经济效益和社会效益辩证统一关系，减轻病人的费用负担，就等于减少社会物质使用价值的消耗，也就是为社会创造价值，对病人有利，对社会有利。

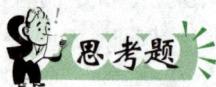

思考题

1. 古典管理理论的主要观点是什么？
2. 梅奥对管理科学的主要贡献有哪些？
3. 如何应用管理原理和原则指导护理管理实践？

（蒋晓蓉）

第三章 | 计 划

学习目标

1. 掌握计划、目标管理、时间管理的概念；计划的原则；目标管理在护理管理中的应用。
2. 熟悉计划的内容、特征及步骤；确定目标的标准、目标管理的基本过程及优缺点；时间管理的步骤及方法。
3. 了解计划的类型；目标的概念、目标管理的特点；时间管理的意义。

计划是关于组织未来的蓝图，是对组织的未来行动进行筹划与安排的工作过程。它是全部管理职能中最基本的职能，是其他管理职能的基础，是一项科学性、预先性和指导性极强的管理活动。因此，为使管理有序进行，必须制定科学而严密的计划。

◎走进管理——难道我没有计划吗？

个体户小刘得知近来某高档啤酒销售的差价利润丰厚，就托关系以预付 30% 款项的方式从厂家批发 8000 箱。同时招一批临时工以每瓶 5 角回扣的报酬组织促销队伍，并安排饮食店和宾馆代销。但因促销不力，5000 箱啤酒积压在库房。小刘的家人说他做事没有计划，小刘感到很委屈。

思考：你认为小刘做事有计划吗？从管理学的角度看，如何界定"计划"呢？

第一节　计划概述

一、计划的概念和内容

（一）计划的概念

计划（plan）是指为未来组织活动设定目标，为完成目标拟定策略，并建立相关机制以协调实现组织目标的活动，包括工作的具体目标、内容、方法和步骤等，它贯穿于管理的全过程。计划有广义和狭义之分。广义的计划指制定计划、执行计划和检查评价计划三个阶段的工作过程。狭义的计划仅指制定计划的活动过程。

（二）计划的内容

一项完整的计划通常包括六项内容，即"5W1H"。

1. Why（为什么做）　即为什么需要这项行动，这是明确计划的原因及目的，使计划执行者能了解、接受和主动支持这项行动。

2. What（做什么）　即组织需要什么行动，这是明确计划的具体任务和要求，包括每一阶段的中心任务和工作重点。

3. Who（谁去做）　即规定有哪些部门和人员负责实施计划，这是明确计划的执行者，包括每一阶段的责任者、协助者，各阶段交接时的鉴定人员、审核人员等。

4. When（何时做）　即规定计划中各项工作的起始时间和完成时间，便于有效控制和调配组织资源。

5. Where（何地做）　即规定计划的实施地点或场所，便于了解实施计划需要的环境条件和制约因素，并可合理安排落实计划的空间。

6. How（如何做）　即制定实现计划的手段、措施和相应的政策、规则，便于合理使用各种资源，平衡组织的各种能力与辅助计划。

二、计划的类型

（一）按计划的期限分类

1. 长期计划（long－term plan）　是指5年以上的计划。它是针对未来较长时间所作的计划，又称规划。特点：时间跨度长；具有战略性，内容不要求详细具体；主要以问题和发展为中心；不确定因素多。如组织的发展规模、护理队伍建设规划等。一般由高层管理者制定。

2. 中期计划（middle－term plan）　是指1～5年的计划。它是根据长期计划提出的阶段性目标和要求。特点：时间跨度较长，但比长期计划短；具有战役性，内容较详细；主要以时间为中心；对未来的预测相对较容易，但不能完全把握。如组织发展规模中的人员配备、护理队伍建设规划中的培养计划等。一般由中层管理者制定。

3. 短期计划（short－term plan）　是指1年或1年以内的计划。它是针对未来较短时间内的工作安排。特点：时间跨度短；具有战术性，内容详细具体；以工作任务为中心；执行后见效快。如病房护理的年度计划、月计划，病房护理人员新技术培训计划等。一般由基层管理者制定。

（二）按计划的规模分类

1. 战略性计划（strategic plan）　是指关于整个组织的长远目标和发展方向的计划，包括目标及达到目标的基本方法、资源的分配等。特点：时间跨度长；涉及范围广；内容抽象、概括，一旦确定，很难更改。如中国护理事业发展规划、医院护理队伍建设规划。

2. 战术性计划（tactical plan）　是指针对具体工作问题，在较小范围和较短时间内实施的计划，包括必须做什么、如何做以及谁负责做等细节的安排。特点：时间跨度较短；覆盖范围较窄；内容具体、明确，具有可操作性。如病房的派班计划、设备的维护计划等。

（三）按计划的内容分类

1. 综合计划（comprehensive plan）　又称整体计划，是指对组织所有工作的整体安排。如某医院的年度工作计划。

2. 专项计划（special plan）　又称专题计划、项目计划，是指为完成某种特定任务而制定的计划，是综合计划的具体化。如护理人员培训计划。

（四）按部门的业务职能分类

按部门的业务职能不同，可将计划分为生产计划、供应计划、财务计划、人员培训计划、安全计划、劳资计划、新产品开发计划等，是各类专项管理研究的内容。

（五）按计划的表现形式分类

1. 宗旨（philosophy）　是指组织对其信仰和价值观的表述，用以回答组织是干什么的以及应该干什么这类问题。护理工作的宗旨应包括护理活动、病人、护理人员三个方面。明确组织的宗旨，是制定具体计划的前提，也是社会对该组织的基本要求。

2. 目的或任务（purpose or mission）　是组织的作用，是社会赋予组织的基本职能和社会任务。如医院的任务是"治病救人"；WHO 规定护理工作的任务是"保持健康、预防疾病、减轻痛苦、促进康复"。

3. 目标（objective）　是在宗旨、目的或任务的指导下，整个组织活动所要达到的可测量的、具体的成果。目标不仅是计划的终点，同时也是组织、人员管理、领导和控制等活动要达到的结果。如某医院护理部制定的年度护理目标：护理技术操作合格率达到 100%；护理文书书写合格率达到 95%。

4. 策略（strategy）　是为全面实现组织的长期目标而确定的整体行动过程、工作部署及资源分配的总纲。其重要作用在于合理整合资源，避免资源浪费，以及为组织机构明确了统一方向。如中小型医院为了增加市场竞争优势的策略是开创糖尿病、甲状腺、椎间盘治疗等特色专科，医院管理者将整个工作部署和资源配置的重点放在这些专科的建设上，以期获取良好的社会效益与经济效益。

5. 政策（policy）　是为达到目标而制定的一种限定活动范围的计划，它为组织指明了管理的方向和界限。一般由组织的最高管理层确定，它告诉人们哪些是该做的，哪些是不该做的，以保证行动同目标协调一致，并有助于实现目标。如护士的继续教育政策和晋升政策等。

6. 程序（procedures）　又称规程，是根据时间顺序而确定的一系列相互关联的活动，它规定了处理问题的方法与步骤，是执行任务的具体方案，具有严格的指定性。如护理程序、各项护理技术操作规程等。

7. 规则（rule）　是指对在具体场合或具体情况下，是否允许采取某种特定行动所作的规定，它指导行动但不规定活动的时间顺序。可以理解为规章制度或操作规则。如各科疾病护理常规、无菌技术操作原则等。

8. 规划或方案（plan）　是指为实现组织计划所采取的目标、政策、程序、规则、任务分配、执行步骤、资源分配等要素的复合体，它是一项综合性计划。它需要有严格的技能、系统的思想方法和统一的行动步骤来协调各个组成部分的关系，而且通常还需要有预算作为支持。一个主要规划可能需要多个辅助计划。如护理部制定的护理人员继续教育规划，其中包含各层次护理人员培训计划，如培训目标、相关政策、规定、培训方法、时间安排及经费保证等。

9. 预算（budget）　也称数字化的规划、数字化的计划，是以数字表示预期结果的报表。预算的内容包括人员、设备、时间、经费等，它是组织各项计划相统一的重要手段。如财务收支预算，可促使管理者对预算的资金流动、收入、开支等进行数据化的管理。

三、计划的特征

（一）前瞻性

计划是在调查和预测未来的基础上做的安排与部署，它所考虑的是组织未来的机会或威胁，是为实现目标提供的未来有关行动方案的筹划，它对未来一段时期内的组织活动起指导作用。计划的前瞻性是计划工作的根本属性。

（二）目的性

任何组织或个人制定计划都是为了有效地达到某种目的，即实现组织目标。管理者只有在确定了目标、选定了实施方案后，才能进行管理活动。

（三）首要性

计划是管理的首要职能，是行使管理的起步和基础。美国管理学家哈罗德·孔茨认为："计划工作是一座桥梁，它把我们所处的这岸与我们要去的对岸连接起来，以克服这一天堑。"可见，计划为组织提供了通向未来目标的明确道路，它先于管理过程的其他职能。

（四）普遍性

计划是每个管理者都无法回避的工作。计划的普遍性表现在两个方面：一是组织内的任何管理活动都要进行计划；二是组织内的任何管理者都要参与计划活动，计划涉及到组织内各层次、各部门。

（五）效率性

计划的效率性是指制定和执行计划时所有的产出与投入之比。如果计划能达到目标，但实现计划的过程中付出了太高的代价或者是不必要的代价，那么这个计划的效率是非常低的。因此，在制定计划时，要考虑计划的效率，不但要考虑经济效益，还要考虑非经济效益的损耗。

四、计划的原则

（一）预见性原则

计划就是预先决定做什么和如何去做，是对组织未来的活动进行规划和安排，因而要有预见性。这种预见性不是凭主观的猜测，而是一种科学的预见。这就需要组织认真进行调查研究，运用科学技术和方法进行预测，才能把握外部环境的变化趋势和发展规律，正确进行计划。

（二）整体性原则

计划要从组织的整体出发，全面考虑各构成部分的关系以及它们与环境的关系，并根据这些关系的特点，把握住它们的必然联系，进行统一筹划，做到小局服从大局，局部服从整体。

（三）重点性原则

制定计划既要考虑全局，又要分清主次轻重，抓住重点和关键点，管理者要着力解决影响全局的重点问题，而不是事必躬亲，眉毛胡子一把抓。如预防外科手术后伤口感染的计划，重点是加强手术室、换药室的管理。

（四）目标可考核性原则

目标是管理活动的开始和结束，计划必须始终坚持以目标为导向。目标要具体、可考核、可测量，否则计划无法执行、检查和评价。如护理部的年度目标之一"本年度住院病人压疮发生率为0%"，此目标既有时间标准，又有结果标准，便于考核。

（五）弹性原则

计划是面向未来的，而未来的工作难免会有意外情况发生。因此，制定计划时应当保持一定弹性，留有余地。预留弹性的大小应视具体的计划和相关因素而定，对于预测经验较多、较精确、未来不确定因素少的工作，预留计划的弹性可小些；反之，则应多留弹性，以确保实现目标。

五、计划的步骤

计划的类型虽然多种多样，但计划的步骤都是相似的。一个完整的计划一般包括以下8个步骤（图3-1）。

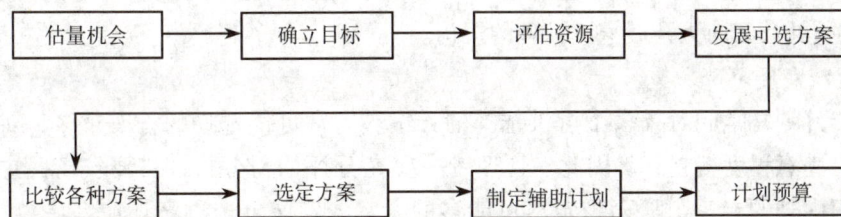

图3-1　计划的步骤

（一）估量机会

估量机会是计划的第一步，是在制定计划之前应着手进行的工作。通过广泛收集信息，分析、整理资料后，预计组织将来可能出现的机会，并根据自己的优势、劣势和组织所处的地位，确立组织对机会的把握能力，明确期望得到的结果。一个组织能否有机会确定切实可行的目标，关键就在于能否准确地估量机会。估量的内容包括：①社会的需求，社会环境、社会经济对组织的影响；②行业的竞争；③服务对象的需求；④组织的资源情况。如护理部计划开设家庭护理服务项目，应估量以下内容：医院所处社区对家庭护理的需求；医院的地理位置；开展家庭护理服务的人力、物力资源及其他医院开展家庭护理的有关信息资料。

（二）确立目标

在充分估量机会的基础上，计划工作的第二步就是为组织或个人制定目标。通常在确定组织的总目标后，各所属部门按照总目标拟定各部门的分目标，各部门的分目标又分解成其基层单位的子目标，包括长期、中期和短期目标。如此层层控制，可有效统一整个组织共同的行动方向。目标的内容包括时间、空间、数量三要素，即某项工作在一定时期内所要达到的具体指标。如本年度特护、一级护理合格率为90%。

确定的目标通常应具有以下特点：①指导组织内部最合理的资源分配；②充分发挥职工的潜力和工作热情；③达到管理活动的最佳效益；④促进组织内部团结，提高成员整体素质和社会效益。

（三）评估资源

在大量收集信息资料的基础上，研究分析和确定执行计划时的前提条件和期望环境。组织的前提条件包括外部前提条件和内部前提条件。外部前提条件包括整个社会的政策、法令、经济、人口、技术等；内部前提条件包括组织内部的政策、人力、物资、经费、技术力量等。目前常用SWOT分析法：S（strength）指组织内部的优势；W（weakness）指组织内部的劣势；O（opportunity）指来源于组织外部可能存在的机遇；T（threats）指来源于组织外部可能的威胁或不利影响。

在制定计划时，由于组织内外环境复杂多变，对未来环境的每一个细节均进行假设是不现实的，因此，确定计划的前提条件实际上是预测那些对计划工作有关键性的、战略意义的影响因素，以及对计划执行情况最有影响的因素。如上述护理部计划开设家庭护理服务项目，经评估：S－人力资源可得到保障，有一批经验丰富的护理人员；W－建立家庭护理中心的场所难于落实；O－可向上一级部门申请一定的经费支持；T－医院所处社区尚无开展家庭护理的机构。

（四）发展可选方案

一个计划常常同时有多个可供选择的方案。通常可供选择的方案越多，对选中方案的相对满意程度就越高。因此，管理者一要充分评估与分析；二要发扬民主，充分利用组织内外的专家，从而拟定尽可能多的方案。发展可选方案还应考虑以下因素：①方案与目标的相关程度；②可预测的投入与效益的比例；③时间因素；④下属的接受程度；⑤公众的接受程度。

（五）比较各种方案

考察找出可供选择的每一个方案的优、缺点，再对它们进行比较、分析、评价，按照所期望的社会效益、是否符合卫生政策的规定、计划实施的可行性、经费预算的合理性、计划效益的显著性以及时间安排的可行性等原则来排列各种可选方案的优先次序，权衡利弊，从中选择最优计划方案。如加强在职护士培养计划，方案1：选送护士到本市三甲医院进修学习，优点是易联系、路程近、学费少、费用低等；缺点是学习效果比外地差。方案2：选送护士到北京三甲医院进修学习，优点是学习效果好；缺点是不易联系、路程远、学费多、费用高等。

（六）选定方案

选定方案是制定计划的关键步骤，经过对各种方案的利弊权衡，选出最优的或最满意的方案。选定的最优方案应该是可行性和满意性高，少投入、高产出、低风险的方案。有时会发现同时有两个最可取的方案，那么必须先确定首先采用哪个方案，并将另一个方案完善和细化，作为后备方案。甚至有时会综合各种方案的优势，形成一个新的经济、可行的满意方案。

（七）制定辅助计划

选定最优方案后，还要制定一些派生计划来辅助和扶持该方案。辅助计划是总计划下的分计划，是主计划的基础，只有先完成了辅助计划，主计划的完成才有保证。如建立家庭护理服务项目的总计划中，培训家庭护理专业人才、相关设备的添置计划等均属于辅助计划。

（八）计划预算

在完成上述各步骤后，最后一项工作就是把计划转化为预算，使之数字化。计划预算的实质就是资源的数量分配计划，包括人员、设备、经费、时间等方面。通过计划预算，组织对各类计划进行汇总和综合平衡，控制计划的完成进度和完成程度，从而保证目标的实现。

计划步骤示例：产科病人的出院健康教育计划

（1）宗旨 根据护理部年度工作要求，短期内做好产科病人的出院健康教育。

（2）设定目标 本年度产科病人的出院健康教育达标率为90％。

（3）进行有关环境因素的预测 产科病人出院时，可能会面临到如产妇的自我照护、饮食的选择、乳房的护理、新生儿的喂养与护理等问题。

（4）评估本身的资源条件 产妇分娩后进入病房，就可以开始实施产后自我护理的健康教育，宣教乳房护理、会阴护理、新生儿的喂养等问题。

（5）发展可选方案 参考健康教育指导手册、护理技术手册、教科书及质量管理的有关规定，制订可行的方案。可选方案有描述性文字、表格、图文以及示范训练等各种形式。

（6）比较各种方案 对各种方案的优缺点进行充分的分析讨论。

（7）选定方案 选定出院健康教育计划以表格及示范训练较佳。

（8）制订辅助计划 包括出院健康教育的项目及内容、护士的培训、表格的印制等。

第二节 目标管理

◎ 走进管理——石匠的故事

有人来到某建筑工地选人，问那里的石匠们正在干什么？三位石匠有三个不同的回答。

石匠 A 回答："我在做养家糊口的事，混口饭吃"。

石匠 B 回答："我在做最棒的石匠工作"。

石匠 C 回答："我正在建造一座大教堂"。

提示：三位石匠的回答给出了三种不同的目标。

思考：你认为哪位石匠的工作目标明确，是一位合适的操作者？

目标是各项管理活动所指向的终点，管理活动是追求并有效实现目标的过程。目标管理是现代管理中公认的、先进的管理模式。实践证明，目标管理在调动组织成员积极性、实现自我控制方面，能发挥积极有效的作用。

一、目标概述

（一）目标的概念

目标是指在宗旨和任务的指导下，组织在一定时期内所要达到的具体的、可测量的预期成果。如在护理质量管理中要求常规器械消毒灭菌合格率达 100%。目标是组织任务的具体化表现，它既是计划的核心基础，还是评价工作成效的标准与尺度。

（二）目标的作用

1. 指向作用 目标的首要作用是为组织指明前进方向。一个组织如果没有明确的目标，就没有前进的方向，就无法有效地协调资源。因此，每一个组织都必须为自己设立明确的目标，使组织成员的努力能够互相协调，为追求共同的目标而奋斗。

2. 激励作用 目标反映了社会、组织、个人对某种需要的愿望和要求，是一种鼓舞士气的力量源泉。它可以激发全体组织成员的工作热情和动力，提高他们工作的自觉性和责任感，甚至发挥他们的潜能，使他们屡创佳绩完成目标，满足他们自我实现的需要。因而，明确的目标是实施激励的一个重要手段。当然，要使目标能鼓舞士气，产生激励作用，必须符合两个条件：第一，目标要有一定的挑战性；第二，目标要符合他们的实际需要。

3. 协调作用 目标明确了各部门及组织成员的具体任务和职责范围，使成员和部门的思想和行动协调一致，减少了矛盾与冲突，使他们能更好地沟通与合作，维护组织的稳定，从而提高工作效率。

4. 标准作用 目标是管理活动所要达到预期成果，是考核组织管理的依据，是衡量组织成员工作绩效和质量的工具与尺度。管理的目的在于促进组织成员取得工作绩效，而工作绩效是以目标达到的程度为标准加以衡量的。没有目标就无法衡量工作是否取得了绩效及绩效的大小。

（三）确定目标的标准

1. 可测量性 为了便于对目标进行监督、检查、考核和评价，应尽可能使目标数量化和具体化，达到可测量性。数量化是指给目标制定出明确的数量界限，比如百分比、使用率、评分等方法；具体化是指对目标的描述应尽可能详细和明确，便于操作。

有时有些目标不能用数据表示，可考虑使用定性目标，但定性目标也是大都可以通过其他相关的定量目标提高其可考核度的。如"提高急救物品管理质量"这项目标，可具体化为："急救物品完好率达100%"；急救物品完整无缺，处于备用状态；做到"两及时、五固定"。

2. 时间性　目标要有时间跨度，即规定目标完成的期限。如果没有具体的时间限制，则目标就无法适应社会发展的客观需要，失去了其存在的意义。如"某医院护理部拟优化护士队伍结构目标：到2015年，大专以上学历护理人员占总数的80%"。

3. 现实性和挑战性　目标的制定并不是由人随意编制的，而是依据组织的存在与发展的需求以及社会发展的客观需要而制定的，否则这个目标是无法实现的。同时，还要有一定的难度，具有挑战性，以促进组织成员个人和职业上的成长和发展。制定目标不可太低或太高，要标准适宜。目标过高，难以实现，容易挫伤组织成员的积极性；目标过低，太易实现，则较难调动组织成员的工作热情与创造性。

4. 约束性　目标一般应有约束条件，包括：①客观资源条件，如人、财、物、信息和时间等资源；②法律、法令、条例、制度等方面的限制性规定；③其他主客观要求。如在提高护理质量的前提下，一年内床位的周转率提高10%。

二、目标管理概述

目标管理是由美国著名管理学家彼德·德鲁克（Peter Drucker）于1954年在其著作《管理的实践》一书中首先提出的。它结合"以任务为中心，忽视了人的作用"的科学管理理论和"过于强调人，忽视了人与工作的结合"的行为科学理论形成了一套管理制度与方法。目前已广泛应用于企业和和卫生机构管理中，是一种公认的先进管理思想、管理制度和管理方法。我国于20世纪80年代初开始在企业中推广，如干部任期目标制、科室目标绩效管理等，都是目标管理的具体运用。

（一）目标管理的概念

目标管理（management by objectives，MBO）亦称成果管理，是以目标为导向，以人为中心，以成果为标准，使组织和个人取得最佳业绩的现代管理方法。它由管理者与组织成员共同制定，完成的过程实行自我控制，重视完成结果并作为各部门和个人考核的依据。目标管理既是一种激励手段，又是组织成员参与管理的一种形式。

（二）目标管理的特点

1. 强调共同参与　传统的目标制定是自上而下的方式，由管理者制定出组织目标并层层分解落实到各个部门；目标管理的目标制定是用参与的方式、由上下级共同协商讨论确定，先确定组织发展的总目标，再到各部门的分目标，最后到各成员的子目标，用总目标指导分目标、子目标，用子目标、分目标保证总目标的实现，形成一个目标锁链，即"目标－手段"链，将个人目标和组织目标紧密结合，使管理者和组织成员都明确自己的任务和方向，相互配合共同实现组织目标。

2. 以自我控制为中心　目标管理是一种以自我控制为中心的主动式管理方法。由于管理者和组织成员共同参与目标的制定和目标体系的建立，对组织成员而言，目标、责任和奖惩标准都是明确的。在这种管理中，管理者是愿意负责的，组织成员也是愿意负责的，人人都愿意在工作中发挥自己的聪明才智和创造性，以目标为依据来评价、督促、检查工作和行动，实现自我控制。因此，目标管理用"自我控制的管理"替换"压制式的管理"，从而激励组织成员尽最大努力做好工作。

3. 实现自我评价　目标管理建立了一套完善的目标考核体系，使管理者和组织成员都明确自己的考评方式、内容和奖罚措施。各级管理人员定期评价，通过检查、考评反馈信息；同时强调组织成员根据实际情况自我检查、自我评价，以发挥自我管理作用。

4. 重视成果　传统的管理方法，对组织成员的评价，往往只关注工作态度、思想品德、付出的劳动和工作过程等，却忽视了目标实现的程度。在目标管理中，工作成果是评定目标完成程度的唯一标准，至于完成目标的具体过程、途径和方法，上级并不过多干涉。同时，目标管理按实际贡献大小科学地评价组织成员，可使评价更具建设性。

三、目标管理的基本过程

目标管理的基本过程分为设立目标、实施目标、检查评价目标三个阶段。这三个阶段的工作是一个不可分割的整体，它们相互依存，相互制约，形成循环周期，并呈螺旋式上升，不断达到更高的目标。

（一）设立目标阶段

设立目标是目标管理的第一步，也是最重要的一个步骤。如果设立的目标具体、明确和合理，则会使以后的执行和评价更加客观有效。主要包括以下四个步骤。

1. 确定组织总目标　一般由高层管理者预先根据组织的任务，估计客观环境对组织带来的挑战和机遇，结合自身组织的情况，确定组织总目标。这是一个暂时的、可以变动的目标预案，再与组织成员共同讨论，修改、调整、确定一个明确的组织总目标。确定时要注意：①必须上下级共同协商；②与目标有关的所有人员都要参与；③管理者要充分发挥作用，既要充分发挥下级能动性，也要实现领导的引导、激励作用。

2. 审议现有组织结构及人员职责分工　目标管理要求每一个总目标、分目标和子目标均有明确的责任主体，因此确定组织的总目标后应重新审查组织的现有结构，根据新目标做出相应调整变动，以协调各方关系和再次明确人员职责分工。

3. 制定分目标和子目标　原则是在总目标的指导下制定分目标和子目标，分目标、子目标要支持总目标，与总目标协调一致。制定时要注意：目标必须要有重点，不宜过多；尽量具体化、定量化，以利于考核；既切合实际又具有挑战性以激励士气。

4. 达成协议　上下级就实现各项目标所需的条件以及实现目标后的奖惩事宜达成协议，并授予下级相应的人、财、物等资源配置及对外联络的权力，做到目标与责权利一致。双方协商后，由下级写出书面协议。

（二）实施目标阶段

这一阶段重视执行者的自我控制、自我管理，强调自主、自觉、自治、自行决定完成目标的手段和方法。但也并不代表管理者可以放任不管，相反，因为形成了整个组织的目标锁链和目标体系，则一环失误，就能牵动全局，即"牵一发而动全身"。因此，管理者在目标执行过程中，应对下级工作给予指导、协助、支持，提供信息情报和创造良好的工作环境，来帮助组织成员完成目标任务。主要包括以下三项工作。

1. 咨询指导　对目标实施过程中出现的问题，给予具体的指导，并提供人、财、物、技术、信息等方面的支持，帮助下级解决目标实施中存在的问题，以保证目标实现。

2. 反馈控制　建立信息反馈制度，掌握目标实施情况，及时纠正出现的偏差，以保证目标的实现。目标管理主要靠执行系统的自我控制和自我调节，如果没有发现方向性错误，上级尽量不要干涉，应以咨询指导的形式为下级服务。否则，将失去目标管理意义，无法调动下级的主动性和积极性。如果偏差较大，涉及方向性问题或将产生重大不良影响时应及时处理。

3. 调节平衡　在目标的实施过程中，对目标进度和人、财、物等，组织好横向协调，合理使用，为目标管理活动的正常开展创造条件。

（三）检查评价目标阶段

也称目标考评阶段，主要包括以下三项工作。

1. 考评结果　达到预定的期限后，组织要对照预定的目标项目和目标值及时对工作进行检查、总结和评价。检查评价的常用方法有：自我评价、同行评价、专家评价和领导评价等。

2. 实施奖惩　按目标成果和奖惩条件，对各目标责任者包括各级组织、部门和个人，实施奖励或处罚，如工资、奖金、物质奖励、职务的提升和降免等，做到奖惩兑现，以达到激励目的。对考评及奖罚结果有异议者，允许申述，并认真处理，以增进组织的凝聚力。

3. 总结经验　总结目标管理过程中的主要经验和教训，提出存在的问题，同时讨论下一阶段的目标，开始新的循环。如果目标没有按时完成，管理者应主动承担责任，并启发下级自检，切忌互相推诿、相互指责，以保持相互信任的气氛，为下一循环奠定基础。

四、目标管理的优缺点

（一）目标管理的优点

1. 提高管理效率　目标管理能促进管理工作，提高管理效率。第一，目标管理重视结果，管理人员在制定工作计划时必须考虑计划的效果，用预定的结果来定向计划，避免了管理工作的盲目性、被动性和随意性。第二，目标管理保证了各级管理人员有一定的人、财、物、信息等资源分配的权力，保证了责、权、利三者的对等，提高了管理工作的协调性和科学性。第三，目标管理的目标既是管理工作的方向和终点，又是控制的标准和工具，利于最有效地进行控制，大大提高了管理的效率。

2. 明确各级人员职责　目标管理有助于改进组织结构的职责分工，明确责权利的统一。目标管理中的各级目标均由上下级共同参与、充分协商和讨论后制定，既具体又操作性强，并且确定了领导层、各部门和组织成员的责任，使各级人员明确自己的职责范围和工作的呈报关系。

3. 调动组织成员积极性　目标管理促使管理者能较好地听取组织成员的意见，鼓励人人参与管理，更有合理、公正、客观的奖励预案，这些都能充分调动组织成员的积极性，鼓舞士气，大大提高了工作效率。

4. 促进组织成员成长　目标管理促使管理者适当授权，在保持有效控制的前提下使组织成员的管理能力得以锻炼，工作责任心得以提高，能主动参与组织建设，顾全大局，心系组织的荣辱成败，促进其快速成长、成熟。

5. 有利于控制　在目标分解之后，各层次、部门、成员都有明确的可考核的目标，这种以自我控制为主的运作方式取代上级统一支配的运作方式，控制更加有效。同时，管理者定期的督促、检查、小结及反馈意见也可及时发现工作中的偏差，便于各级组织及时采取措施，纠正偏差。

（二）目标管理的缺点

1. 目标制定有难度　目标的制定是一个难度较大的工作。组织内的许多目标难以完全具体化和定量化（如服务态度和责任心）；组织外部的环境因素、组织内部的自身因素均迅速多变，难以预测；组织的总目标与分目标不易协调，影响目标制定的科学性，这些均使目标制定有一定的难度。

2. 增加管理成本　目标的商定要人人参与，上下沟通，协商讨论，反复多次，并用书面报告提出，很费时间和人力；组织中的各部门、各成员都着重关注个人目标的实现，极有可能忽视相互协作和整体目标的完成，容易滋生本位主义和急功近利倾向，较少去寻求实现目标的省时、省力、省钱的有效方法，从而使目标管理忽视了成本估计，增加了支出与消耗，不利于成本管理。

3. 限制管理者能力的发挥　目标管理强调成果管理，重视目标结果，可能会忽视管理者对日常工作的管理，而造成工作程序混乱的局面；目标管理常注重短期可见性的、临时性问题的处理，而忽略了管理者对突发危急事件的处理能力、正确面对压力和组织协调能力的培养。因此，目标管理有可能会成为管理者能力充分发挥的绊脚石。

4. 缺乏灵活性　目标管理的目标在制定后，不宜经常更改，否则会造成执行目标的被动以及目标上下前后的不一致，不利于连贯性开展工作。

综上所述，实行目标管理宜注重方法，把握目标分解和量化的指标，提高全体成员的职业道德和协作水平，建立健全各项规章制度，注意改进领导作风和工作方法，明确目标管理的哲学思想和理论基础，逐步推行，长期坚持，不断完善，从而达到目标管理的预期效果。

五、目标管理在护理管理中的应用

护理目标管理是将护理总目标转化为各部门、各层次目标及个人目标，建立护理管理的目标体系，实现具体化的目标管理行为，最终实现总目标的过程。下面以某院护理部年度工作实施目标管理为例说明。

某医院护理部实行护理目标管理，根据医院工作整体规划设立了年度 3 项护理工作目标，具体包括 12 项工作指标（表 3 - 1）。

表 3 - 1　护理部年度护理工作目标

工作目标	工作指标
护理质量优化	五种表格书写合格率≥95%
	杜绝事故，护理差错发生率≤1‰
	病人满意度＞95%
	住院病人压疮发生率＜0.5%
业务技术提高	护理人员理论考试成绩优良率（≥85 分）达 70%以上
	特级护理、一级护理合格率≥90%
	选送 10 名护理人员进修
	举办 2 期短期骨干培训班
	组织 6 次业务学习讲座
护理科研进步	申报 2 项科研课题
	完成护理论文 20 篇
	参与院外学术交流 5 次以上

1. 实施步骤　设立目标—实施目标—检查评价目标。

（1）设立目标　护理部根据医院的整体规划设立护理工作总体目标，层层分解为科室、护理单元工作目标及科护士长、护士长、护士个人目标；层层签定目标责任书，形成书面合同文件，让每一位护理人员明确自己的任务和任务期限，并将达到情况与工资奖金、职称评定等结合。

（2）实施目标　采用自我控制的方式，护理部、科护士长定期检查指导护士长或护士的工作，为其提供人、财、物等方面的支持，并及时反馈实施情况；护士长或护士自己也可对照目标实行自查。

（3）检查评价目标　当达到预定的期限后，护理部、科护士长、护士长、护士一起对目标完成情况进行检查和评价。评价的方式可有自我评价、同行评价、专家评价和领导评价等，评价的结果实现奖励预案，达到激励的目的，同时总结经验教训。

2. 注意事项

（1）加强学习，统一认识　在实施目标管理前，护理部要组织各级护理人员进行有关目标管理知识的学习讨论，并让护理人员了解护理部工作的宗旨、任务、资源及限制因素，以提高思想认识。

（2）目标明确，期望恰当　护理部设立护理工作目标时，应体现：实用性、时限性、可控性、挑战性、优先性、具体化或数量化等工作特征，目标数目不宜太多，便于考核，以促进职业和个人的成长。

（3）体系完善，指导有效　实施目标管理中，护理部要建立好配套、完善的目标体系以及指导、管理体系，使各级管理目标一致，并指导基层护理管理者做好目标管理。

（4）管理优化，控制严格　护理目标管理过程中，各级管理者应将目标层层分解，适当授权，层层把关，及时了解工作进展，及时反馈、指导并给予支持，及时检查、考核评价。

第三节　时间管理

◎走进管理——总裁的公文夹

美国通用汽车公司总裁莫端要求秘书给他的呈递文件放在各种颜色不同的公文夹中。

红色的代表特急；绿色的要立即批阅；桔色的代表这是今天必须注意的文件；黄色的则表示必须在一周内批阅的文件；白色的表示周末时须批阅；黑色的则表示是必须他签名的文件。

思考：这个故事对你有什么启示？

时间是一种不能再生的宝贵资源。世界几乎在全面进步，但我们一天仍只有24小时，最成功的人和最不成功的人所拥有的时间是一样，其本质区别在于他们如何利用所拥有的时间。护理管理者要学会有效地把握自己的时间，提高时间的利用率和工作效率，从而科学的管理和使用时间。

一、时间管理概述

（一）时间的概念

古往今来，人们从不同角度对时间（time）进行了概括：如时间是金钱、生命、力量、速度、知识、财富等。马克思主义时空观认为："时间是运动着的物质的存在形式"。科学家富兰克林曾说"时间是构成生命的基本材料"。现代社会人们对时间这一自然现象有了更深刻、本质的认识，意识到时间是一种珍贵的、有价值的无形资源，具有客观性、方向性和无储存性的特点。

管理者的时间可分成可控和不可控的两部分，即被动时间和可支配时间。被动时间又叫响应时间，是指管理者用于处理各种意外事件或响应他人提出的各种请求和要求的时间。可支配时间又叫自由时间，是指管理者可以自行支配的时间。一般认为，越是中、基层的管理者，工作时间属于被动时间的越多，属于可支配的时间越少。

（二）时间管理的概念

时间管理（time management）是指在同样的时间消耗情况下，为提高时间的利用率和有效率而进行的一系列活动，它包括对时间进行的计划和分配，以保证重要工作的顺利完成，并留出足够的余地处理那些突发事件或紧急变化。

（三）时间管理的意义

1. 提高管理工作效率　通过时间管理，设计好工作程序，避免不必要的时间浪费，保证重要工作的落实，可防止工作拖延，并不断提高管理工作效率。

2. 提高时间的使用效率　通过时间管理，可使管理者自己控制时间而不被时间所控制，控制工作而不被工作所左右。将工作任务按轻重缓急的主次顺序排序，使管理者养成科学有次序地处理问题的习惯，把有限的时间用在重要的工作上，从而提高时间的使用效率。

3. 激励作用　通过时间管理，可使管理者或组织成员在有限的时间获得更多的成功和业绩，激发人的成就感、事业心，鼓舞士气，并充分调动人的工作热情和积极性，达到激励作用。

二、时间管理的步骤

时间管理是一个包括"评估—计划—执行—评价（反馈）"的动态过程（图3-2）。

（一）评估

1. 评估时间的使用情况　管理者可准备一本日志或记事本，按时间顺序记录所从事的活动，以评估时间分配和安排是否合理。如有哪些工作及管理活动，每一项需要多少时间；时间安排的依据；需要紧急处理的事物；最忙及最闲的时间段；需要增加或减少哪些活动的时间。

当记录条目足以代表管理者的工作活动内容时，再计算每一类活动所消耗的时间占整个工作日时间的百分比，如果分析结果显示时间分配不平均或与重要程度不符合，则提示管理者必须重新调整时间分配方案。

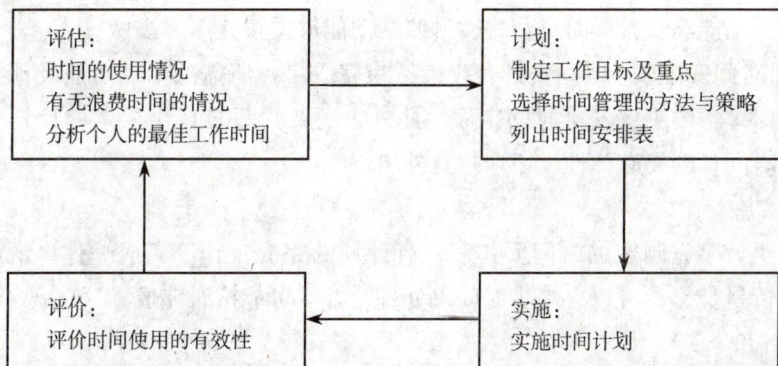

图3-2　时间管理的步骤

2. 评估有无浪费时间的情况　浪费时间是指在工作中花费的时间对实现组织目标和个人目标毫无意义的现象。管理者浪费时间的原因多种多样，可分为客观因素和主观因素（表3-2）。

表3-2　管理者浪费时间的常见原因

客观因素	主观因素
1. 过多的社交应酬	1. 工作计划不周全或无计划
2. 计划外的来访或电话	2. 未制定明确的工作目标
3. 信息缺乏	3. 工作拖拉、松懈
4. 会议过多	4. 不善于拒绝非本职工作
5. 合作者能力低	5. 不会授权，事必躬亲
6. 突发事件	6. 处理问题犹豫不决，缺乏果断性
7. 沟通不良、缺乏反馈	7. 随时接待来访者
8. 工作内容繁杂、手续过多	8. 缺乏决策能力
9. 上级布置与本职无关之事	9. 文件、物品管理无序
10. 政策、程序、要求不清	10. 缺乏有效利用时间的意识和知识

3. 分析个人的最佳工作时间　根据生物钟学说，每个个体的身体功能也具有周期性，管理者要了解自己在每日、每周、每月、每年的身体规律，分析自己精力最旺盛和处于低潮的时间段，用最佳的工作时间做最重要的工作，而常规性工作和次要工作由其他时间处理。从生理学角度而言，一个人的最佳工作年龄时区是25~50岁，担任领导者的最佳时区一般是35~55岁。

（二）计划

1. 制定工作目标及重点　制定及明确组织在单位时间内要完成的具体工作目标，分清主次，确定重点，以便在时间安排上确保首先完成重要事项。

2. 选择时间管理的方法与策略　选择排除时间浪费、有效利用时间的策略，一般需要明确以下问题：①实现工作目标需要进行哪些活动；②每项活动需要花费多少时间；③哪些活动能够安排同时进行；④哪些活动能够授权让下属去做。

3. 列出时间安排表　时间安排表应包括为完成目标所需的活动时间及预定的完成时间，并根据事情的主次安排时间次序。此外，还要为每日留出一定的计划时间及自由时间，即时间计划要有弹性，以应付意外事件。

（三）实施

要严格执行事先制定的时间安排表，有计划的完成工作。完成一件事情后，应清楚下一件事情是什么，可以有多少时间来处理，并尽可能按时完成。

（四）评价

一般情况下，可采取"日回顾"、"周回顾"来了解时间完成情况。如果不能按时完成，应评价安排是否合理，活动主次是否分明，有无浪费时间的情况，并据此修改时间安排表。

三、高效时间管理的方法

（一）ABC 时间管理法

由美国管理学家莱金（Lakein）于 1976 年提出。他建议为了提高时间的利用率，每个人都要确定今后 5 年、今后半年和现阶段要达到的工作目标。按重要性将工作目标分为 ABC 三个等级，A 级为最重要且必须完成的目标，B 级为较重要很想完成的目标，C 级为较不重要可以暂缓的目标。

运用 ABC 时间管理法的核心是抓住关键问题，解决主要矛盾，保证重点，兼顾一般，提高时间利用率。确定 ABC 事件的思路（图 3-3）。

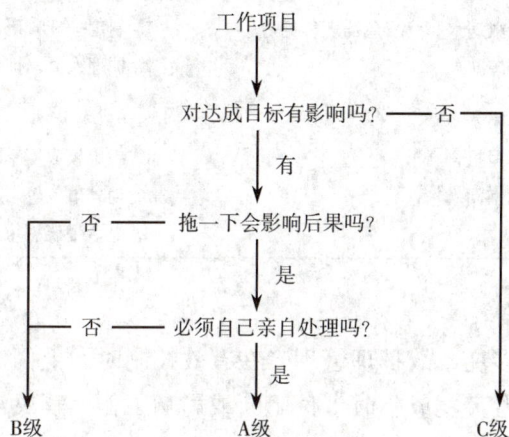

图 3-3　ABC 事件思考程序图

1. ABC 时间管理法的特征及管理要点　见表 3-3。

表 3-3　ABC 时间管理法的特征及管理要点

工作分类	A	B	C
占日总工作数量比例	20% ~30%	30% ~40%	40% ~50%
特征	最重要、最迫切、紧急，后果影响大	重要、迫切，有一定的后果影响	不重要不紧急，影响小或无
管理要点	重点管理，亲自立刻做好	一般管理，最好自己做，也可授权下级	不必管理，或授权下级
占日总工作时间比例	60% ~80%	20% ~40%	0

2. ABC 时间管理的步骤　①在每天开始工作前，列出当日工作内容的清单；②将清单上的工作内容进行分类，若为常规性工作，如晨会等则按程序办理；③依据工作事件的重要性、紧急程度及特征，确定 ABC 顺序；④按 ABC 级别做出全天的时间分配方案；⑤实施时间分配方案，首先集中精力完成 A 类工作，效果满意后，再转向 B 类工作，若有人催问 C 类工作时，则可将其纳入 B 类工作，应大胆减少 C 类工作，或委派他人执行 C 类工作，以避免浪费时间；⑥每天工作结束时，应及时评价当天时间应

用情况，总结经验教训。

（二）四象限时间管理法

由著名管理学家斯蒂芬·科维提出。把工作按照重要和紧急两个不同的程度进行划分，可以分为四个"象限"：Ⅰ（既重要又紧急）、Ⅱ（重要但不紧急）、Ⅲ（不重要但紧急）、Ⅳ（不重要也不紧急）（表3-4）。应按工作重要性和紧急性的先后顺序来完成。

表3-4　四象限时间管理法

	紧急	不紧急
	Ⅰ	Ⅱ
重要	1. 紧急状况：抢救病人，病房急需氧气筒等 2. 人员缺乏、资源缺乏	1. 制定护理科研计划 2. 护理人员培训和考级
	Ⅲ	Ⅳ
不重要	1. 按上级要求书写报告 2. 家属到护士站询问病情 3. 会议	1. 病房领取换季被服 2. 琐碎事务等 3. 电话漫谈、重复性文件等

（三）拟定时间进度表

由于护理工作繁琐多变，故护理管理者在有效控制时间上困难很多，尤其是基层护理管理者，往往被一些突发或临时事件阻断或影响工作。解决浪费时间的有效方法之一是事先拟定活动时间安排表，力求详细，尽可能把将来发生的情况安排到计划之中并留有弹性。如此，既能保证日常工作进度，又能及时合理处理意外事件。记录的方法可利用台历或效率手册记录表（表3-5）。

表3-5　台历或效率手册记录表

	上午	下午
	8：00	14：00
	9：00	15：00
2012年3月1日	10：00	16：00
	11：00	17：00
	8：00	14：00
	9：00	15：00
2012年3月2日	10：00	16：00
	11：00	17：00

（四）巴累托分析法

又称为80/20法则或"二八"律，是由巴累托（Pareto）提出的。其内涵是：如果工作项目以价值排序，一般地说，80%的价值来自20%的项目，剩下的80%的项目，只有20%的价值。80/20法则对时间管理的一个重要启示：避免将时间花在琐碎的多数问题上，因为就算你花了 80% 的时间，也只能取得 20% 的成效；应该将时间花在重要的少数问题上，因为掌握了这些重要的少数问题，你只花 20% 的时间，即可取得 80% 的成效。

因此，管理者要做的是应重新审视自己的工作时间表，找出那些最有价值的 20% 的项目，尽量压缩低价值的时间浪费，将时间管理的重点放在真正值得花费时间和精力去处理的事情上，以提高时间的有效性。

（五）会授权

管理者不可能事必躬亲，可通过适当授权来增加自己的可支配时间。授权是一门艺术，管理者在授权时应注意：①选择适当的人。授权前应先了解下属的工作能力和责任心，对合适的人选授权。②双方约定。管理者与下属均应了解和同意授权行为及附带条件，如工作要求、方式与时间限制，以及下属可有的权力、承担的责任，并以正式形式通知相关人员，做到责权统一。③授权不是推卸责任，在执行的过程中，管理者应对下属进行督促、指导。

（六）会拒绝

作为护理管理者，为使时间得到高效利用，提高工作效率，应学会拒绝，善于并敢于说"不"。拒绝是一门艺术，应注意拒绝的技巧：比如拒绝时应注意时间、地点及场合，切勿伤害对方自尊心，最好不解释拒绝的理由，否则对方会想出反驳的理由，使你无法拒绝。有时巧妙的拒绝不但不会影响个人威望，反而可能增加一个人的魅力。护理管理者应巧妙而果断地拒绝的几种情况：①不符合个人专业或职务目标的事情；②不属于自己职责范围内的事情；③自己不感兴趣的事情；④耗时且非自己能力所及的事情。

（七）养成良好的工作习惯

护理管理者处理的问题往往千头万绪，在日常工作中应该讲求节约时间和提高工作效率，养成良好的工作习惯，包括：①减少电话的干扰，打电话要尽量抓住要点，电话边上放置纸、笔，便于记录重要事项，避免打社交性的电话，以减少不必要的干扰；②在办公室以外的走廊或过道谈话，如发现谈话内容重要，再请到办公室细谈；③控制谈话时间，如交谈中觉察内容不重要，可站起来，或看看表，或向门口走去，或礼貌地直接解释手中正在处理一件紧急文件，表示谈话可以结束；④鼓励预约谈话，如与护理人员会谈可安排在每日工作不忙的下午时间段；⑤对护理有关档案资料要进行分档管理，按重要程度或使用频繁程度分类放置，并及时处理、阅读，抓住要领；⑥减少会议，缩短会议时间，并提高会议效果，准时开始，做到不开无准备的会议，不开无主题的会议。

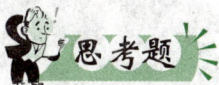

思考题

1. 简述编制计划的步骤。
2. 简述目标管理的基本过程。

3. 时间管理有哪些方法和注意事项?

4. 案例分析

某医院要求进行护理人员在职培训以提高护理人员素质。护理部立即召开相关会议传达医院工作部署,进行一系列计划步骤:①分析形势,发现问题;②确定目标是什么;③评估资源包括临床工作量、护士数量、科主任的态度;④就护士培训的时间、内容、方式等拟定备选方案;⑤对几种方案的利弊及可行性充分讨论进行比较;⑥根据评价,选择合适的方案;⑦制定辅助计划,包括教材、师资、活动、培训内容计划;⑧计划预算,对教材、教具、教师和教室等做出预算。

问:(1)你认为上述计划是否可行?为什么?

(2)请评价护士培训计划的效果,并阐述理由。

(傅学红)

第四章 | 组 织

◎走进管理——孙护士长的等级链

　　孙护士长是某县中医院的总护士长，她总结自己多年的护理管理实践，提出在护理管理机构改革中必须贯彻统一指挥原则，主张建立执行参谋系统。她认为，一个人只有一个领导，即全院的每名护理人员只听从一个人的命令，其他的命令是无效的。如总护士长有什么事只能找分管护理的副院长，不能找院长。下面的护士只能听从一个护士长的指令，其他护士长的指令对她是不起作用的……

　　思考：你对孙护士长的做法有何评论？

　　组织是管理的职能之一，是进行人员配备、领导、控制的前提。为了实现既定的工作目标，必须通过组织设计，建立适合的工作模式；把人员之间的相互关系、分工与协作、时间与空间的各个环节合理地组织起来，形成一个有机的整体，创造一个和谐的工作环境，有效地发挥每个成员的智慧和能力，使人们为达到组织的总体目标而高效率地工作。

第一节　组织概述

一、组织的概念

组织（organization）是按照一定的目的、程序和规划组成的一个多层次、多岗位以及具备相应人员隶属关系的权责角色结构，如医院、学校、企业等。也就是说，组织是具有明确目的和系统性结构的实体，是实现组织目标的工具，是职、权、责、利四位一体的机构。组织这一概念包括四层含义：①组织是一个人为的系统，是由两个或两个以上的人组成的集合；②组织具有共同的目标；③组织具有分工与合作；④组织具有相应的权力与责任。

二、组织的类型

1. 正式组织（formal organization）　正式组织是通过组织设计而形成的职务或职位结构，是管理者通过正式的筹划，借助组织系统图和职务说明书等文件予以明确规定的，它具有严密的组织结构。特点：①有明确的组织目标；②所有成员的职责范围和相互关系具有正式规定，确保行为的合法性和可靠性；③具有严密的规章制度和严格的组织纪律性；④有明确的专业分工和协作关系；⑤稳定性强；⑥有组织赋予的正式权力和上下级隶属关系。

2. 非正式组织（informal organization）　非正式组织就是未经正式筹划而由人们在交往中自发形成的一种个人关系和社会关系的网络。在非正式组织中，成员之间的关系是一种自然的人际关系，他们不需要刻意的安排，而是由于日常接触、感情交融、情趣相投或价值取向相近而发生的联系，其主要功能在于满足个人的需要。特点：①自发性，有共同的思想和兴趣爱好；②有较强的凝聚力和行为的一致性；③有不成文的行为规范来控制成员的活动；④没有明确的组织目标，有一定的群体目标；⑤没有法定的组织机构和职位，具有不稳定性；⑥组织领袖不一定具有较高的地位和权力，但具有较强的实际影响力。

在任何组织或社会的构成中，非正式组织的存在既具有客观性，又具有必然性，其作用对正式组织来讲是一把双刃剑。当非正式组织的组织结构和行为取向与正式组织保持一致或基本一致时，非正式组织往往能发挥积极的作用，有助于营造良好融洽的领导关系；当非正式组织不配合正式组织的工作时，特别是非正式组织的领导行为与正式组织的领导行为发生严重冲突时，非正式组织就会产生消极作用，破坏既有的良好领导关系，或者激化矛盾，使已经出现问题的领导关系进一步恶化，最终阻碍组织目标的实现。因此，正式组织的领导者应重视和充分利用非正式组织，应善于因势利导，最大限度地发挥非正式组织的积极作用，克服消极作用，以确保正式组织的运作绩效和组织目标的实现。

三、组织的基本要素

组织的要素是每个组织维护生存和发展最基本的条件。主要包括以下五个基本要素。

1. 目标与任务　组织是为了实现一定的目标而存在的。目标是组织自我设计和自我维持的依据，一个组织如果没有目标就没有存在的意义。组织的目标必须与社会需求相适应，组织才具有生命力。组织目标是组织成员进行活动的行为指南与奋斗方向。

组织目标建立后，接下来就是确定为实现目标必须进行的工作任务。组织工作就是分配任务的过程。例如，医院的目标是以病人为中心，满足服务对象的健康需求，与之相适应的组织工作任务可分为两大类，一类是以诊疗和护理两大业务为主体，满足服务对象健康需求的服务部门；另一类是为服务工作提供支持和保证的相应部门，如行政管理部门、总务后勤部门、辅助检查部门、财务部门等。

2. 职权与责任 职权是经过正式的组织程序，被组织承认的权力，是履行岗位责任所必需的重要手段。组织根据各个成员承担责任的大小，赋予相应的职位权力。组织在赋予个人职权的同时，也赋予相应的责任，使各级管理人员能够利用组织赋予的职权，认真履行自己的责任，完成本部门的工作任务，保证组织目标的实现。

3. 物质与精神 物质要素是指组织内所需的人、财、物等为保证组织目标实现的必要资源。如护理组织内有护理部主任、科护士长、护士长和护理人员等专业技术人员；有开展各项工作所需的经费预算与支出；有办公室、护理站及病房等场所，以保证护理工作的正常运行。精神要素是指组织内成员的权力、职责、工作规范、服务理念、生活准则、认同感及归属感等。如医院的院训、护理团队文化和护理人员的奉献精神等。

4. 技术与质量 技术和质量是组织实现目标、满足社会需要的根本保证。医院组织必须拥有一支水平高、技术力量雄厚、与时俱进的医疗护理队伍，才能具有强大的市场竞争力。质量是组织管理的核心，加强护理质量管理，是医院满足社会需求和实现总目标的重要环节。技术与质量是任何组织实现总目标和完成自身发展的关键。

5. 适应与发展 组织的内外环境处于不断变化的过程中，组织必须不断地获取信息，根据内外环境的变化调整组织目标，才能在不断变化的市场竞争中求得生存与发展。如随着医学模式的转变，医院的医疗和护理模式也应做出相应的调整，才能满足社会及人们对健康的需求。

四、组织结构

组织结构（organizational structure）是由任务、工作和责任关系以及连接组织各部门的沟通渠道所构成的系统模式。它是表现组织各个部分排列顺序、空间位置、聚集状态、联系方式以及各要素之间相互关系的一种模式，是整个管理系统的框架。有了这个框架，系统中的人、物、信息才能得以正常流通。下面介绍几种常见的组织结构类型。

（一）直线型结构

直线型结构（pure line structure）又称单线型结构（图4-1），是最古老、最简单的一种组织类型。其特点是组织内只有一套纵向的行政指挥系统，各职务按垂直系统直线排列，上级对下级直接管理。优点：结构简单，命令统一；权责分明；工作效率高；联系简捷，容易适应环境变化；管理成本低。缺点：缺乏管理分工，所有管理职能都集中由一个人承担，管理者负担过重；权力高度集中于最高管理者，有造成掌权者主观专断、滥用权力的倾向。适用于组织规模较小，工作运行和管理比较简单的组织。

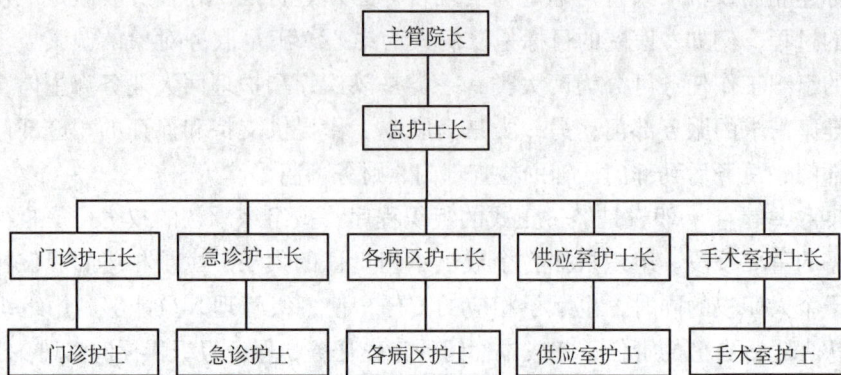

图4-1 直线型组织结构

(二) 职能型结构

职能型结构（functional structure）又称多线型结构（图4-2）。其特点是采用专业化分工的管理者代替直线制的全能管理者。在组织内部设立职能部门，各职能部门在自己分管的业务范围内有权直接指挥下属。各级负责人除了服从上级行政领导的指挥外，还要服从上级职能部门在其专业领域的指挥。优点：管理工作分工较细，能充分发挥职能机构的专业管理作用，可以弥补行政领导在专业管理能力方面的不足。缺点：多头领导，不利于组织的集中领导和统一指挥；各职能机构横向联系不够，缺少很好的配合；对于环境变化的适应性差，不够灵活；强调专业化，使管理者忽略本专业以外的知识，不利于培养上层管理者。适用于外界环境相对稳定的组织。在实际工作中，纯粹的此类结构较少。

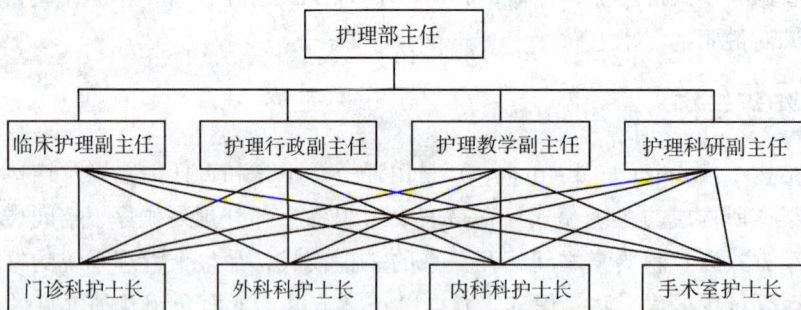

图4-2 职能型组织结构

(三) 直线-职能型结构

直线-职能型结构（line and functional structure）又称直线-参谋型结构（图4-3）。其特点是吸收上述两种结构的优点，设置两套系统，一套是直线指挥系统，拥有对下属指挥和发布命令的权力，对组织工作负全部责任；一套是职能系统，对指挥系统起参谋作用，对下级提供建议和进行业务指导，一般没有决定权和指挥权。特殊情况直线领导可授予职能部门一定的决定权和指挥权。优点：既保持了直线型集中统一指挥，又发挥了职能型专业人员的管理作用；体现领导集中、职责清楚、秩序井然、工作效率高；整个组织有较高的稳定性。缺点：部门之间缺少沟通，协调工作较多；各职能部门之间目标不统一，直线领导部门和职能部门之间容易发生职权冲突；下级部门的主动性和积极性受到限制；整个组织的适应性较差，反应不灵敏。适用于大、中型组织，是目前使用较为广泛的一种组织结构。

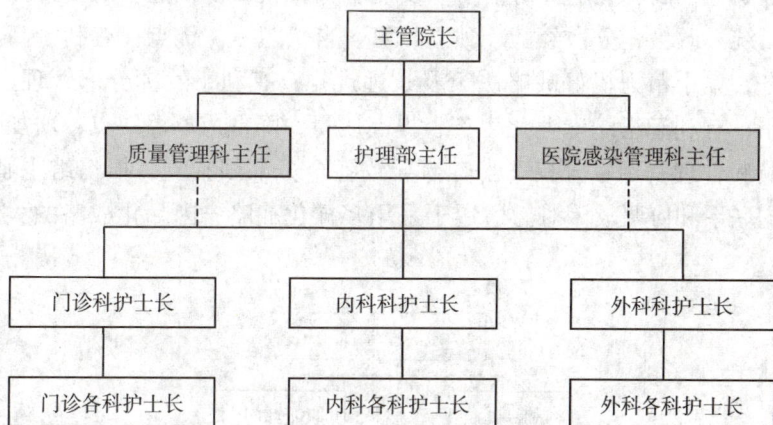

图 4-3　直线—职能型组织结构

（四）矩阵型结构

矩阵型结构（matrix structure）是由纵横两套管理系统组成的组织结构（图 4-4）。一套是纵向的直线职能系统，另一套是为完成某一临时任务而组成的横向系统。矩阵型结构的成员同时接受任务负责人和原部门的双重领导，在完成自己的任务后，仍回到原来的部门工作。优点：加强各职能部门的横向联系，对外界变化作出灵活反应；针对特殊任务优化配置，集纵家之长，有利于攻克技术难题；各部门人员组合交流信息，增加互相学习的机会，有利于提高专业管理水平。缺点：实行纵向和横向的双重管理，容易出现分歧和矛盾；临时性组织，稳定性差；人员受双重领导，权责不清，降低组织效率。适用于组织面临突发事件时，需要对环境变化做出迅速反应的临时性项目。

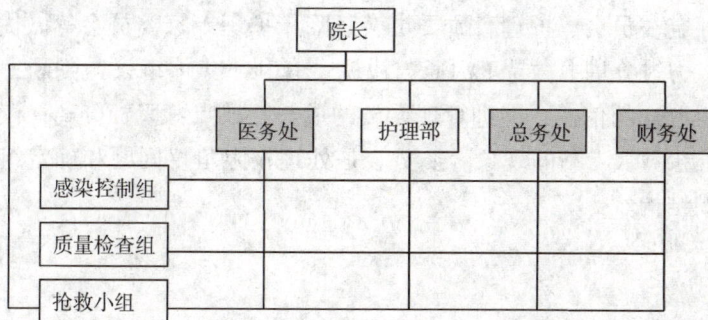

图 4-4　矩阵型组织结构

（五）事业部制结构

事业部制结构又称分部制组织结构（图4-5）。它是西方在企业规模大型化、企业经营多样化、市场竞争激励化的条件下，出现的一种分权式的组织形式。其特点是："集中决策，分散经营"，即在集权领导下实行分权管理。根据生产经营活动，按地区、产品不同设置若干分部。高层管理者负责制定整个组织的方针政策、目标、计划，保留人事决策、财务控制、规定价格幅度以及监督等大权；授权经营的分部在总公司的领导下，实行统一政策、分散经营、独立核算、自负盈亏。优点：有利于高层管理者摆脱日常事务，集中精力搞好战略决策及长远规划；有利于发挥分部管理的主动权，提高管理水平；有利于组织专业化生产，提高质量，降低成本。缺点：增加了管理层次、管理人员和管理费用；分权不当容易导致各个分部闹独立，损伤组织整体利益；各个分部横向联系和协调较困难。适用于采用多样化战略、国际化战略的大型企业和或跨国企业。

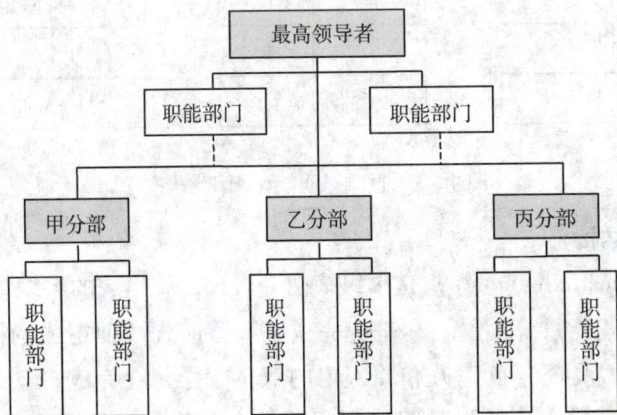

图4-5　事业部制组织结构

（六）委员会

委员会（committee）是组织结构中的一种特殊类型。由来自不同部门、不同领域的人员组成，以集体活动的形式执行某方面的管理职能。委员会可以是长久设置的，也可以是临时需要建立的，主要起咨询、决策、合作和协调的作用。如医院党委委员会、护理职称评定委员会、护理科研委员会、临床护理专家委员会等。优点：可以集思广益；防止权力过分集中；易于沟通与协调，有利于集体审议与判断；能够代表集体利益，易获得群众的信任；促进管理人员的成长。缺点：职责分离；议而不决；决策成本高；存在少数人专制的现象。委员会是处理权限争议问题和确定组织目标的一种比较好的组织结构。

第二节　组织设计

一、组织设计的概念

组织设计（organizational design）是指管理者将组织内各要素进行合理组合，建立和实施一种特定组织结构的过程。组织设计主要解决管理层次、管理幅度、部门、职权的划分问题。通过组织设计，可以协调组织各职位、各层次、各部门之间的职责和职权，明确组织中的沟通渠道，减少组织中各部门及层次之间的摩擦和矛盾，使组织内各级目标、责任、权力等要素发挥最大效应，从而提高组织的整体功效。

二、组织设计的原则

1. 目标一致原则　进行组织设计时，必须要明确各部门的分目标必须与总目标保持一致，并使各部门的分目标服从组织的总目标。从最优发挥组织功能出发，在组织总目标的框架之下，合理设置和调整组织形式，配置职位、管理部门和层次。

2. 统一指挥原则　是指组织内每位成员只能服从一位上级的命令和指挥，只对一位上级负责。上级指挥逐级下达，不允许越权指挥，避免两个或两个以上领导同时对一位下级行使权力，造成下级无所适从的现象。遵循统一指挥的原则，才能最大限度地避免多头领导、遇事相互推诿，才能有效地统一和协调各部门的活动，保证组织目标的实现和组织绩效的提高。

3. 分工协作原则　组织设计应能反映为实现组织目标所必需的各项任务和工作分工，以及这些任务和工作之间的协调，组织的运行才能精干、高效。分工是实现组织目标的需要，协作是分工后的各项工作得以顺利开展的保障。组织内必须按专业进行合理的分工，使每个部门、每位成员都明确各自的工作，再在分工的基础上进行有效的协作，以发挥组织的整体效应，做到分工合理，团结协作。

4. 管理层次原则　管理层次是指组织内从上级到下级建立明确的职责、职权和联系的正式层级。组织层级中的指令和信息必须逐层下达和上报，如果层次过多，不利上传和下达，会影响沟通效果。再者，层次过多也会增加管理的成本。一般从最高领导层到基层以 2~4 个层次（级）为宜。根据管理幅度的大小和管理层次的多少，可分为扁平结构和高耸结构两种组织结构。近年来，随着现代通讯的发展，出现了增加管理幅度，减少管理层次，使组织趋于扁平结构的趋势。如某医院将科护士长纳入护理部进行综合办公，使原有的护理部—科护士长—护士长三级管理体系变为扁平式二级管理模式。

5. 管理幅度原则　管理幅度是指一个管理者能够直接有效管理下属的人数。管理幅度应根据工作的性质、类型、特点和管理者与被管理者的能力、素质、技术水平、经验的不同来决定。一般来说，管理幅度与管理层次呈反比关系，即管理层次越高，管理下属幅度越小。管理幅度过小，可能导致机构臃肿，造成人力资源的浪费；管理幅度过大，管理者工作量过大，容易导致管理工作不力。一般高层管理者的管理幅度为 4～8 人，低层为 8～15 人。

6. 责权利相对应原则 是指组织在设计职务时，各级各类人员的责任、权力、利益应相适应。人员分工就是明确个人的职务及必须承担的责任，就要有与职务和责任相对应的权力和利益，这就是责权利相对应原则。如果权责相互不适应，对组织效能是十分不利的，有权无责或权大责小就容易产生滥用权力的官僚主义；责大权小就会挫伤管理人员的积极性、主动性和创造性，使组织缺乏活力。因此，要求责任明确、权力恰当、利益合理。

7. 集权与分权相结合原则 集权是指组织的决策权相对集中在高层管理者；分权是指基层人员参与决策或自主决策。集权与分权的关系是辩证统一，一般表现为统一领导、分级管理。集权到什么程度，应该以不妨碍基层人员积极性为限；分权到什么程度，应该以上级不失去对下级的有效控制为限。

8. 稳定与适应相结合原则 组织的内部结构要相对稳定，才能保证组织工作的正常运转。但组织的稳定性只是相对的，一成不变的组织是僵化的，组织必须随着内外环境的变化做出适应性的调整。

9. 精干高效原则 组织结构的人员设置应以能实现项目所要求的工作任务为原则，尽量简化机构，做到精干高效。人员配置要从严控制，力求一专多能，一人多职。同时要着眼于使用人才和培养人才相结合，不断提高管理人员的知识含量及人员素质。

10. 执行与监督分设的原则 这是组织设计遵循的传统原则之一。在组织设计的过程中，应将监督人员与执行人员在组织上分开，避免监督者与被监督者利益上趋于一体化，使监督职能名存实亡。一般来说，监督机构越独立，监督的力度及有效性就越大。

三、组织设计的步骤

组织结构设计是一个复杂的工作过程。无论是设计新的组织结构，还是对原有组织结构进行调整和完善，通常包括以下基本步骤。

1. 确立组织目标 这是组织设计最基础的工作。通过收集同类组织的结构形式、管理思想和人员配备等方面的资料，分析组织内部状况，包括现有的组织资源、规模、形式、运行状况及存在的问题，确立组织目标。

2. 职务设计 将组织目标逐步分解，设计和确定组织内从事具体工作所需的职务类别和数量，分析担任每个职务的人员应具备的知识和能力要求，需承担的责任和义务，如护理部主任职责、护士长职责、护士职责等都要具体规定各自应承担的责任和义务。

3. 部门划分 根据组织的工作内容和性质，以及工作间的相互联系，将组织活动组合成具体部门，并确定业务范围和工作量。如医院设有临床、教学、科研的工作部门，临床工作部门又可分为医疗、护理部门。

4. 设计组织结构框架 按组织设计要求，决定组织的层次及部门结构，形成层次化的组织管理系统，明确规定组织各层次、各部门以及每一职位的权限和职责，使各个职能部门和各项职务形成一个严密、有序的活动网络。

5. 设计组织的运行方式　包括：①联系方式设计，即纵向管理层次、横向管理部门之间的信息交流、协调和控制方式；②管理规范设计，确定各项管理业务的工作标准、工作程序、管理方法及管理人员规范等；③各类运行制度设计，如各部门中的人员配备制度、激励制度、考评制度和培训制度等。

6. 人员配置　按照职务、岗位和技能要求，选择配备合适的管理人员和工作人员安排在相应的岗位上。

7. 反馈和修正　为了使组织高效率运行，应根据组织运行情况及内外环境的变化，对组织结构进行反馈和修正，使之不断完善。

第三节　我国卫生组织系统与护理组织系统

一、卫生组织系统

我国卫生组织是贯彻实施国家的卫生工作方针政策，领导全国和地方卫生工作，制定具体政策，组织卫生专业人员和群众运用医药卫生技术，推行卫生工作的专业组织。它是以行政体制建立为基础，在不同行政地区设置不同层次规模、大小不一的卫生组织。每个层次的卫生组织都是按医疗、预防、保健、教育和科研等主要职能配置的。根据我国卫生组织的性质和任务，可分为以下三类。

（一）卫生行政组织

卫生行政组织是贯彻实施国家对卫生工作的方针、政策，领导全国和地方卫生工作，提出卫生事业发展的战略目标、规划，制定具体政策、法规和督促检查的机构。根据政府组织法规定，国家卫生行政机构按行政区划分设立。中央设有卫生部，省、市、自治区设有卫生厅（局），行政公署、省辖市设有卫生局，市、县、区设有卫生局（科），在乡镇或城市街道办事处设有卫生专职干部，负责所辖地区的卫生工作。

（二）卫生事业组织

卫生事业组织是具体开展卫生业务工作的专业机构。

1. 医疗防治机构　是分布最广、任务最重、卫生人员最集中的机构，以治疗疾病为主要任务，结合预防、康复和健康咨询等。包括综合医院、专科医院、中医医院、医疗保健院（所）、疗养院、康复医院、护理院及社区卫生机构等。

2. 卫生防疫机构　是以承担预防疾病为主要任务的业务组织，负责对危害人群健康的影响因素进行监测和监督，如对环境卫生、食品卫生等的监督。包括各级疾病控制中心、寄生虫病、地方病、职业病防治机构及国家卫生检疫机构。

3. 妇幼保健机构　是以承担保护妇女、儿童健康和计划生育为主要任务的业务组织。包括妇幼保健院（站、所）、妇产医院、儿童医院、计划生育门诊部及咨询站等。

4. 医学教育机构　是以承担发展医学教育，培养和输送各级、各类卫生人员，对在职人员进行专业培训为主要任务的组织机构。包括高等医学院校、中等卫生学校及卫生进修学院（校）等。

5. 医学研究机构 是以承担医药卫生科学研究，推动医学科学和人民卫生事业的发展为主要任务的组织机构。包括医学科学院、中医研究院、预防医学科学院及医学研究所等。

6. 其他机构 指有关药品、生物制品、卫生材料的生产、供销及管理、检测机构。是以承担发展我国医药学和保证安全用药为主要任务的机构。包括药品鉴定所、生物制品研究所等。

（三）群众性卫生组织

群众性卫生组织是由专业或非专业人员在行政部门的领导下，按不同任务所设置的机构。

1. 群众团体 由国家机关和人民团体代表组成。它是以协调有关各方面的力量，组织有关单位和部门共同做好卫生工作，推动群众性的除害灭病、卫生防病为主要任务的组织。如爱国卫生运动委员会、血吸虫病或地方病防治委员会等。

2. 学术团体 由卫生专业人员组成。它是以提高医药卫生技术，组织开展各种学术活动、培训学习、经验交流，促进学术水平提高等为主要任务的学术性团体。如中华护理学会、中华医学会等。

3. 基层群众卫生组织 由广大群众卫生积极分子组成。它是以协调各级政府有关部门发动群众开展卫生工作，进行社会服务活动和福利救济工作为主要任务的组织。中国红十字会是这个组织的代表机构，遍布全国城乡基层单位的红十字会是基层卫生组织的主要力量。

二、医院组织系统

我国医院组织的机构设置已形成稳定的模式，不同级别的医院，医院的组织机构设置基本类同。根据职能不同，医院的组织系统可分为：

1. 党群组织系统 包括党委、工会、共青团、妇女、宣传、统战、纪检、监察等部门。

2. 行政管理组织系统 包括院长、院长办公室、医务、护理、科教、人事、信息、档案、财务、设备、总务、膳食、门诊等部门。

3. 临床业务组织系统 包括有内、外、妇产、儿、眼、耳鼻喉、口腔、皮肤、麻醉、中医、传染等临床业务科室。

4. 护理组织系统 包括病区、门诊、急诊、供应室、手术室及有关医技科室的护理岗位。

5. 医疗辅助系统 包括药剂、检验、放射、理疗、超声、心电图、中心实验、营养等部门。

三、护理组织系统

（一）护理行政管理系统

1. 卫生部护理管理机构　卫生部医政司下设护理处，是我国主管护理工作的最高领导机构。主要职责：负责全国城乡医疗机构制定有关护理工作的政策、法规、人员编制、规划、管理条例、工作制度、职责和技术质量标准等；配合教育、人事部门对护理教育、人事等进行管理；并通过卫生部护理中心进行护理质量控制和技术指导、专业骨干培训和国际合作交流。

2. 地方护理管理机构　各省、自治区、直辖市卫生厅（局）均有一名副厅长（副局长）分管医疗和护理工作，负责所辖范围的护理管理机构和人员；大多数地（市）以上卫生厅（局）在医政处（科）配备一名护理管理干部（主管护师或以上技术职称），全面负责本地区的护理管理工作；部分县卫生局也配备有专职护理干部。职责和任务：在各级主管护理工作的厅、局领导的领导下，根据上级的精神和实际情况，负责制定本地区护理工作的具体方针、政策、法规和护理技术标准；提出发展规划和工作计划，检查执行情况，组织经验交流；听取护理工作的汇报，研究解决存在的问题；与当地护理学会互相配合，共同做好护理工作。

（二）医院护理组织系统

20 世纪 50 年代初，医院护理工作为科主任负责制，没有护理部。20 世纪 50 年代末 60 年代初建立护理部，负责全院护理管理工作。1978 年卫生部发布《关于加强护理工作的意见》，对医院护理工作进行整顿，逐步完善了护理管理组织。1986 年在全国首届护理工作会议上，卫生部提出《关于加强护理工作领导，理顺管理体制的意见》，全国各地医院健全了护理管理指挥系统，实行了护理部垂直领导体制，从组织上加强了护理管理机构的健全。

1. 医院护理管理体制　医院护理工作实行院长领导下的护理部主任负责制。①县和县以上医院及 300 张病床以上的医院设护理部，实行护理部主任 – 科护士长 – 护士长三级负责制；②300 张病床以下的医院实行总护士长 – 护士长二级负责制；③100 张病床以上或 3 个护理单位以上的大科，以及任务繁重的手术室、急诊科、门诊部设科护士长一名，在护理部主任领导和科主任业务指导下，全面负责本科的护理管理工作；④病区护理管理实行护士长负责制，在科护士长领导和病区主任指导下共同做好病室管理工作。

2. 护理部的地位、作用及职能

（1）护理部的地位　护理部是医院护理管理职能部门，在护理副院长或分管护理工作的副院长领导下，负责组织和管理全院护理工作。它与医院的行政、医务、医技、科教及后勤等职能部门处于并列地位，并相互配合、相互协调，共同完成医院的医疗、护理、教学、科研、预防等工作。

（2）护理部的作用　护理部承担着占全院人员总数 1/3 护理人员和分布在 3/4 部门护理人员的管理工作，主要负责护理临床、护理教学、护理科研、预防保健的管理与组织工作，在提高医院管理水平、医疗护理综合质量水平、控制医院内感染、医院文化建设等方面起着举足轻重的作用。因此，护理部职能作用的发挥与医院的管理效率、医疗护理质量的高低有着极为密切的关系，是医院实现整体工作目标的重要环节。

（3）护理部的主要职能　①在分管护理工作副院长的领导下，负责全院的护理行政管理工作及业务工作。②制订全院护理工作的发展规划和具体实施方案，定期组织总结，不断改进和完善。③根据有关法律、法规及上级主管部门的要求，制定完善医院护理规章制度、护理常规、护理技术操作规程、护理质量监控标准和护理文件书写标准，负责组织实施，检查指导各科室做好工作。根据医院分级管理标准，达到护理质量评价指标要求，做好护理资料统计工作。④负责对全院护理工作进行整顿、提高，根据实际情况采取有效措施，解决实际工作中存在的问题。加强对护士长的领导和培训，提高护理人员的业务水平和管理能力。对重、危、难病人的护理过程进行技术指导，并进行临床护理工作及护理服务安全管理。⑤协调和处理与科主任、医技、后勤等部门的关系，合理调配护理人员。协同人事部门做好各级护理人员的任免、考核、奖惩、晋升等工作。⑥参加医院学术委员会及事故鉴定委员会的有关工作。对护理人员发生的差错、事故及时调查，提出处理意见，并将结果向上级领导和有关部门如实报告。⑦组织领导护理教学和科研工作，建立护理人员技术档案。组织业务学习和开展护理查房，应用护理新技术，不断提高护理质量。会同有关部门对护理人员进行职业岗位教育，使其热爱护理专业，安心本职工作，培养良好的护士素质，努力提高护理质量。

（三）护理学术组织系统

中华护理学会是全国护理科技工作者的学术性群众团体，是中国科学技术协会所属全国性自然科学专门学会之一，受中国科协和卫生部的双重领导。中华护理学会成立于1909年，1922年加入国际护士会。目前出版多种学术期刊，如《中华护理杂志》、《中华护理教育》等。拥有内科护理、外科护理、妇产科护理、儿科护理、肿瘤科护理、精神科护理、五官科护理、口腔科护理、传染病护理、中医与中西医结合护理、医院感染管理、护理行政管理、门急诊等多个专业委员会。全国31个省、自治区、直辖市（台湾省除外）均设有分会。

中华护理学会的主要任务是组织护理工作者开展学术交流和科技项目论证、鉴定；编辑出版科技期刊和书籍；普及推广护理科技知识与先进技术；开展继续教育；对国家重要的护理技术政策、法规发挥咨询作用；向政府有关部门反映会员的意见和要求，维护会员的权利，为会员服务。

第四节　护理组织文化

文化是人类物质文明与精神文明的结晶。组织文化是特定组织的灵魂、精神动力和价值导向，它指导和约束着组织成员的思想和行为。通过护理组织文化建设，使来自五湖四海的护理人员产生亲近感、归属感和信任感，树立共同的理想、信念和行为准则，共同实现护理组织目标。

一、组织文化

（一）组织文化的概念

组织文化（organizational culture）是组织在长期的发展过程中所形成的并且为组织成员普遍认可和遵循的价值观念、群体意识、道德规范、行为准则、经营特色、管理风格和传统习惯的总和。组织文化是全体成员的共同价值观，是隐藏在各种文化活动背后的精神支柱，是获得成功后的荣誉感，是以思想观念的形式调控组织成员的行为，对组织运用结构和制度管理工作起到补充和强化作用，属于管理的软件范围。

（二）组织文化的特征

1. 实践性　每个组织的文化，都不是凭空产生的，它只能是在人们的社会实践过程中通过有目的地培养形成的；同时组织文化反过来又指导、影响人们的实践活动。如组织理念、组织精神、组织价值等都是针对管理实践而言。因此，可以说组织文化是一种实践文化。

2. 独特性　就像指纹和雪花一样，每一个组织都是独特的。组织拥有自己特殊的发展史、性质、类型、规模、沟通模式、制度和运作程序，这一切综合起来构成了组织的独特文化。在一定条件下，这种独特性越明显，组织的凝聚力就越强。

3. 可塑性　组织文化的形成，虽然受到组织传统因素的影响，但也受到现实的管理环境和管理过程的影响；而且，只要充分发挥能动性、创造性，积极倡导新准则、新精神、新道德和新作风，就能够对传统的精神因素择优汰劣，从而形成新的组织文化。

4. 综合性　组织文化的发展是一个综合的过程。它既可能是整个组织中文化的综合，也可能是由不同地区、部门、分支机构的"亚文化"综合而成。一个人的价值观和服务理念不能构成组织文化，只有将大部分人共同的价值观、服务理念普遍整合在一起，并使之与传统文化、现代文化进行融合；通过吸收其他组织的优秀文化，综合世界上最新的文明成果，不断地充实和发展，才能使组织文化能够更加适应时代的要求。

（三）组织文化的结构

1. 物质文化　是指存在于物质产品中的文化，是组织文化结构中最表层的部分，主要反映人与自然的关系，人们可以直接感知和直观地把握。主要通过两方面体现：①组织生产经营成果，如产品、服务种类、服务方式；②组织的工作场所、办公设备、建筑设计、布局造型、工作环境、标志物等。

2. 制度文化　是指存在于各种制度中的文化，是组织文化结构中的中介部分，主要反映人与人的关系，是对组织成员和组织行为产生规范性、约束性影响的部分。如医院目标管理责任制、护理服务规章制度、护理技术操作原则等。

3. 精神文化　是指存在于组织成员自身的思想、观念、言论、行为及生活习惯中的一种深层文化，是组织文化结构中的核心部分，主要反映人与自身角色的关系，是全体成员共同信守的基本信念、价值标准及道德规范的总和。包括组织理念、组织精神、组织风范和组织道德四个方面，如救死扶伤的奉献精神、严谨治学的教育理念等。

以上三个层次结构的辩证关系：物质文化是制度文化和精神文化的物质基础，是组织文化的外在表现。制度文化制约、规范物质文化和精神文化建设，集中体现了对组织成员和组织行为的要求。精神文化是形成物质文化和制度文化的思想基础，是组织文化的核心和灵魂。

（四）组织文化的功能

人们进入组织，在获得经济收入的同时，更希望寻找一种价值理念和文化氛围，希望在工作岗位上充分发挥自己的特长。组织文化是一种柔性管理，在生硬的物质结构之外构筑了一种文化需求和文化氛围，以满足人性、人情和人的自身价值提升的要求。组织文化在组织管理中发挥着重要功能，主要表现在：

1. 导向功能 组织文化作为一种思想观念起到了引导和塑造组织成员态度和行为的作用，通过文化优势创建群体规范或行为准则，把组织整体及每个成员的价值观和行为引向组织目标。

2. 凝聚功能 组织文化具有强大的吸引力和向心力，对全体成员具有内聚作用和共同创造的群体意识，它促使每个成员视组织的生存与发展为己任，对组织有强烈的归属感、使命感、责任感，与组织同舟共济。正是组织文化的这种自我凝聚功能，才构成组织生存和发展的内在动力。

3. 约束功能 组织文化通过无形的软性约束和有形的制度约束形成一种压力，来调控组织成员的行为活动，并利用人们的从众和服从心理促进组织成员进行自我控制，使其行为和态度尽可能符合组织要求。

4. 激励功能 组织文化提供了一种明确的价值观念和崇高目标。对于组织成员来说，实践这种价值观念，追求这种崇高目标，可以使他们体验到人生的意义与价值、事业成功的愉悦与满足；对于领导者来说，设置一种崇高目标，实际上也就是向组织成员指出了他们的行为所应当努力的方向，使组织的崇高目标本身就成为激励组织成员积极性、主动性、创造性的因素。

5. 辐射功能 通过营造组织文化，使组织在社会化大系统中塑造良好的外在形象，提高组织的知名度和声誉，获得全社会的尊重与支持，这就是组织文化所辐射出来的社会影响作用。

二、护理组织文化

（一）护理组织文化的概念

护理组织文化是护理组织所特有的一种群体文化，是指在长期的护理活动过程中所形成的，并为全体护理人员共同遵守和奉行的思想意识、理想信念、价值观念、道德规范、传统习惯和行为准则。它是全体护理人员在实践中创造出来的物质成果和精神成果的集中表现。

（二）护理组织文化的内容

护理组织文化的内容十分丰富，可分为显性和隐性两大类。

1. 显性内容 是指通过直观的视听器官能感受到的，又符合组织文化实质的内容，包括护理组织环境、组织制度、组织形象、组织目标等。

（1）护理组织环境 包括内环境和外环境。内环境是指护理人员的工作环境和人际关系。任何医院首先要有一个适合护理人员工作和职业发展的环境，保证护理人员在安全、健康、文明的环境里工作。在护理组织中，由于服务对象的复杂性，和谐、稳定的人际关系对开展护理工作尤其重要。外环境是指医院所处社会中的政治、经济、文化等方面的环境，是影响护理组织文化的重要因素之一。

（2）护理组织制度 护理组织制度是各项护理工作应当遵循的法则，包括各项管理制度和管理程序，一般为书面和非书面形式的或部分约定俗成的标准及程序。它既反映着护理工作的基本信念、价值观念和道德规范，也体现着护理管理的民主化和科学化的程度。切实可行、行之有效的护理规章制度是护理工作得以正常运行的保证，是协调各级护理部门之间、护理组织与其他组织之间关系的纽带，也是护理组织的宗旨、价值观、道德规范、科学管理的反映。

（3）护理组织形象 护理组织形象是护理组织文化的外貌，是社会公众和内部护理人员对护理组织的整体印象和总体评价，是护理人员素质、服务质量、技术水平、公共关系等在社会上和服务对象心目中的总体印象。在护理工作中，应该坚持质量第一、病人至上、社会效益、经济利益、信誉并重的原则。成功的护理组织形象，有利于提高护理组织的知名度，增强护理组织的凝聚力和竞争力，给护理人员以自豪感和自信心。

（4）护理组织目标 护理组织目标不仅是一定时期内预期达到的质量和数量指标，更是护理服务的最佳效益和护理组织文化的预期结果。文化成果包含着提高护理人员职业素质，造就优秀护理专业人才。护理组织目标决定了组织应建立的护理组织文化内涵和形式。

2. 隐性内容 是组织文化的根本，是最重要的部分，直接表现为精神活动，具有文化的特质，包括护理组织理念、价值观念、组织精神等。

（1）护理组织理念 护理组织理念是护理组织在提供护理服务的过程中形成和信奉的基本哲理，是护理组织文化的重要内容。如"促进健康、预防疾病、恢复健康、减轻痛苦"等。它是组织最高层次的文化，主导、制约着护理文化中其他内容的发展方向，决定了护理工作的价值取向和护理人员的奋斗目标。

（2）护理组织价值观念 价值观是人们对客观事物及其意义的总观点和总看法。护理组织的价值观是护理组织在运转过程中为使自身获得成功而形成的基本信念和行为准则。如我们相信："我们能为病人提供最佳服务"、"以病人为中心，满足病人需要"等。它是护理组织文化的核心和基石，是维系组织生存发展的精神支柱。

（3）护理组织精神 护理组织精神是护理人员对医院护理发展方向、命运、未来趋势所抱有的理想和希望，也是对护理组织前途的一种寄托。由管理者倡导，全体护理人员认同，集中反映了护理人员的精神面貌、思想活动和心理状态。如"救死扶伤、爱岗敬业、乐于奉献、团结互助、开拓进取、勇于创新、科学严谨"等。它是护理组织文化的象征，可达到规范护理人员的行为，提高护理组织凝聚力的目的。

（三）创建护理组织文化应注意的问题

1. 易接受性　护理组织文化应容易被护理人员理解、认同和接受，尤其是制度文化和精神文化建设，要做深入的宣传、探索和研究，引导护理人员从文化角度研究护理组织，以增进护理管理者和护理人员的认同感。

2. 群众性　护理组织文化的实施需要全体护理人员的参与并在各自的工作岗位上严格遵守才能实现，所以在护理组织文化创建中要充分听取意见，发动全员积极参与活动方案的讨论。

3. 可操作性　创建护理组织文化时应结合本院的实际情况，使目标明确，每一步都有具体方案，确实可行，易于评价，保证实效，避免流于形式。

4. 针对性　护理组织文化建设是一项系统工程，既要考虑共性要求，又要根据自身的实际情况建设。如护理人员技术与收入水平较低，则重点加强物质文化建设；制度不健全、工作秩序混乱，则重点加强制度文化建设；医德医风不正，则重点加强精神文化建设。

5. 循序渐进　文化是一个长期沉淀的结果，护理组织文化建设也是一个长期的过程，应结合医院目标，循序渐进加以建设，不能急功近利、一蹴而就。

（四）建设护理组织文化的策略

护理组织文化建设是根据护理组织的自身特点及未来的发展趋势来确定自己的基本信念、价值观及道德规范，并使全体成员达成共识的过程。组织文化建设和塑造既是一个长期的过程，也是一个复杂的过程。

1. 选择价值标准　组织价值观是整个组织文化的核心和灵魂，选择正确的组织价值观是塑造组织文化的首要战略问题。选择时有两个前提：一是要立足于本组织的具体特点；二是要把握组织价值观与组织文化各要素之间的相互协调，因为各要素只有经过科学的组合与匹配才能实现系统整体优化。选择正确的组织价值标准还要抓住4点：①组织价值标准要正确、明晰、科学，具有鲜明特点；②组织价值观和组织文化要体现组织的宗旨、管理战略和发展方向；③要切实调查本组织成员的认可和接纳程度，使之与本组织成员的基本素质相和谐，过高或过低的标准都很难奏效；④要坚持走群众路线，充分发挥群众的创造精神。

2. 强化组织成员认同感　在选择、确立组织价值观和组织文化模式，形成护理组织文化后，就应该把基本认可的方案通过一定的强化灌输方法使其深入人心。具体做法包括：充分利用一切宣传工具和手段，大力宣传组织文化的内容和要求，使之家喻户晓，人人皆知，以创造浓厚的环境氛围。

3. 借助护理组织文化载体　通过将护理组织文化转变成具体的文字、活动等载体，使护理组织文化得以传递。可借助的载体有：①言谈举止。通过规范言谈举止将护理行为准则和组织期望渗透到护理群体中。②文字、符号。包括书面材料、标语、口号、守则等。如护理哲理、护理职业精神宣讲材料等。③实物形象。例如南丁格尔铜像、医院标志、标牌、护士服饰等。④视听设备。利用现代化的视听设备来表现和宣传护理组织文化，如网络、广播、电视、广告、多媒体等。⑤其他形式。如文艺演出、会议、知识竞赛、表彰先进等。如5·12护士节文艺演出、护理知识抢答赛、护理技能操作比武等。

4. 树立英雄人物　典型榜样和英雄人物是组织精神、组织文化的人格化身与形象缩影，能够以其特有的感染力、影响力和号召力为组织成员提供可以仿效的具体榜样。一般来说，组织的英雄人物包括自生型和命名型。自生型英雄人物多是机构的创立者，在塑造组织文化过程中起着倡导、概括和体现组织文化的作用，如护理学的创始人弗洛伦斯·南丁格尔。命名型英雄人物是在组织日常活动中体现出来的，其感人的事迹反映了组织信念，体现了组织精神。如每年的南丁格尔奖获得者；在抗击"非典"斗争中像叶欣一样的优秀护理工作者。

5. 举行典礼和仪式　具有组织特色的日常活动和庆典仪式也是建设和塑造护理组织文化的一个重要方面，借以传递和强化组织的价值观念，认可组织的行为。如护生入校后或走上工作岗位前举行的授帽仪式，她们身着洁白的护士服，头戴神圣的护士帽，手持火红的蜡烛，在摇曳的烛光里，对着南丁格尔宣誓，高唱《护士之歌》。在这样的活动中，不论是学生还是护士，都会受到职业情感的感染和熏陶，进而使组织成员的价值观与组织达成一致。

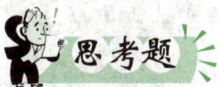

思考题

1. 什么是组织？组织的基本要素包括哪些？
2. 何谓管理幅度？管理幅度和管理层次有着怎样的关系？
3. 设计组织结构时应考虑的原则有哪些？
4. 案例分析

上午10点，产科王护士长找到医院院长，递交了她的辞职信。王护士长陈述："这份工作我已经干不下去了，我每天都面临几个领导，每个领导都有不同的安排，并且都要求立即处理。例如，昨天早晨刚上班时，我接到护理部李主任的电话，要求我上午10：00前为她提供一份床位利用情况报告，供她下午在院例会上作汇报用，而这样一份报告至少要花一个半小时才能完成。1个小时后，大外科孙护士长到病区质问我为什么有两个护士不在岗位，我告诉她产科张主任调走了两位护士，说是急诊手术缺人手，我提出反对，但张主任坚持这样。可是科护士长要求我让两名护士马上回到产科，1个小时后她会来检查。这样的事情每天都发生好几次，我已经尽自己最大的努力，但已经维持不下去了。"

问：(1) 这家医院的组织结构是怎样的？

　　(2) 该组织结构有问题吗？应如何改进？

（沈海文）

第五章 | 人力资源管理

学习目标

1. 掌握护理人力资源管理的概念及内容；护理人员分工的内容；护理人员排班的原则和方法。

2. 熟悉护理人员编配的原则和计算方法；护理人员招聘的原则；护理人员培训的原则和形式；护理人员绩效考核的内容和方法；护理人员的职业生涯管理。

3. 了解护理人员的招聘程序；护理人员培训的内容；护理人员的职业发展方向。

人力资源是生产劳动中最基本的要素，也是一切资源中最重要的资源。护理人员是医院卫生技术人员中的主要力量，加强护理人力资源管理，充分发挥护理人员的作用，直接关系到护理服务质量和护理专业的发展，也关系到整个医疗卫生服务水平。本章将从护理人员的编配、分工、招聘、培训、绩效考核、职业生涯规划等方面介绍。

◎ **走进管理——护士长的尴尬**

某医院泌尿外科近来加床特别严重，科室护理人员 13 名，病床数已达到了 50 张。护士长任劳任怨，没有到护理部请求支援，自己也加入到了上具体班的行列，可是护理差错率持续上升，如张护士发错了药，4 床抱怨李护士的态度不好，更严重的是，肾手术后应绝对卧床休息的病人因为下床大小便也相继有几个床发生了术后出血，护士们抱怨工作太忙，医生也在埋怨护理质量明显下降。

思考：出现这种现象的主要原因是什么？该科室护理差错的发生与护士人数是否有关？

第一节 人力资源管理概述

一、人力资源管理的相关概念

"人力资源"一词最早由当代著名管理大师彼得·德鲁克于 1954 年在《管理的实践》一书提出，现已逐渐取代"人事"或"人力"等狭隘的字眼。人力资源（human resources）又称劳动力资源，是依附于个体的经济资源，用以反映人所拥有的劳动能力，对组织的效益和发展具有积极作用的劳动能力总和。

人力资源管理（human resources management）也称人员管理或人员配备，是用科学的方法对人力资源进行有效开发、合理配置、充分利用和科学管理，最有效地发挥人力的作用，实现组织目标的过程。这一概念包括两个内容：一是吸引、开发和保持一个高素质的群体队伍；二是激发每一位成员的奉献意识，实现组织使命和目标。有效开发不仅是指人的智力开发，还包括人的思想文化素质和道德水准的开发；不仅指现有能力的发挥，还包括人的潜力的挖掘。人力资源管理，从利用的角度看，应包括对人才的发现、鉴别、选拔、分配和合理使用；从宏观管理看，应包括人力资源的预测、规划、组织和培训。

二、护理人力资源管理的相关概念

护理人力资源（nursing human resources）是指在医疗卫生体系中能够提供护理、预防、保健、康复服务，接受过正规的护理教育和职业培训，取得学历或达到一定技术水平，获得护士执业资格的人员。

护理人力资源管理（nursing human resources management）是指应用现代管理科学的基本理论和技术，对护理组织的人才需求进行合理有效的规划、选聘、使用、培训、考核和开发的管理过程，从而最有效地发挥人力作用，使护理组织中的人事相宜、人尽其才，提高护理工作效率，保证护理工作质量，完成护理组织目标，提高护理服务水平。

三、护理人力资源的特点

护理人力资源是所有护理资源中最重要的资源。一般来说，它具有以下特点。

1. 主观能动性 主观能动性是人力资源的首要特征，是人力资源与其他一切资源最根本的区别所在。由于人能够有目的、有意识地认识和改造客观世界，因此，护理人员的这种能动性主要表现在：①个体对组织目标的认同和对工作任务的态度直接受本人意志支配；②个体对自己劳动能力的使用程度和方式直接受本人意志支配。也就是说，在护理活动中，护理人员会有意识地对所采取的行为、手段及结果进行分析、判断和预测，从而确定自身在工作中的努力程度和工作方式。

2. 组合性 两个护理人员共同协作可以达到 $1+1>2$ 的效果或出现 $1+1<2$ 的现象，体现了人力资源的组合性，科学合理的人员组合是人力资源管理的重要内容，是提高组织管理效率的关键。

3. 开发的持续性 一般的物质资源只有一次开发，或二次开发，形成产品使用之后，就不存在继续开发的问题。人力资源则不同，现代科学技术日新月异，护理人员得到一次开发、二次开发以后，还必须继续不断学习，不断充实和得到提高。管理者应把下属视为不断开发的对象，运用培训的方式，不断更新和提高其知识结构和水平，从而不断增强护理人力资源自身的能力。

64

4. 流动性　主要表现在护理人员的流动和护理人力派生资源的流动。如由护理人员创造的科技成果，在不同空间上的流动；护理人员跨部门、跨单位、跨地区、跨国度的流动。另外，护理人才流失是流动性中的一种特殊现象，是世界各国普遍存在的问题。

四、护理人力资源管理的内容

护理人力资源管理一般由医院的人力资源部或人事处（科）和护理部、护士长分工合作共同完成。主要包括以下内容。①护理人力资源规划：是人力资源管理的基础性工作，包括三个方面，即评价现有的护理人力资源、预测将来的护理人力资源需要、制定满足未来护理人力资源需要的行动方案。②护理人员的招聘与录用。③护理人员的培训与使用。④护理人员的绩效评价。⑤护理人员的职业生涯规划管理。⑥护理人员的薪酬管理：包括制定合理、具有吸引力的薪酬标准和制度，选取有效的项目为护理人员提供医疗保险、养老保险、劳动保护等福利待遇。⑦护理人员的档案管理：保管护理人员进入工作岗位后的工作表现、工作成绩、薪酬福利、职务升降、奖罚、培训与教育等方面的书面材料，使之能真实、完整、准确和系统地反映护理人员情况。

第二节　护理人员配备与使用

护理人员配备即护理人员编配，是护理人力资源管理的重要内容，是为各护理岗位提供合理数量与质量的护理人员，使护理人员和护理服务活动相匹配，以满足病人护理需求的过程。合理有效地配备与使用护理人员，能保证护理工作的正常实施，实现为病人提供高质量护理服务的目标。

一、护理人员的编配

（一）护理人员编配原则

1. 满足病人需要原则　满足病人需要是护理人员编配的主要原则，包括护理人员数量与质量应满足病人需要，同时人员编配还要根据医院的类型、等级、规模、科室设置、仪器设备、护理工作量等实际情况综合考虑。

2. 合理结构原则　人员配备不仅要在数量上达到要求，而且要考虑合理的整体结构，包括行政管理、教学科研与临床护理人员比例，不同年龄、学历、资历、职称等结构，都应合理配备。一般而言，直接从事临床第一线的护理人员，其职称、职务、学历和老中青梯队呈塔形结构较为合理。

3. 优化组合原则　这是体现科学管理的基本要求。管理者既要注意护理群体在年龄、性格、气质、特长等因素的互补，还要考虑各成员的专业、技能、体力上的互补，达到结构优化、配置合理，各尽所长，充分发挥每个人的潜能。

4. 动态发展原则　随着护理专业的发展，服务对象需求的变化，卫生服务体制、政策等的改革，这就从客观上要求人员编配应是动态的；护理人员自身发展的需求变化，也要求不断地对人员进行动态调整；现行的人事管理制度、离退休制度、计划生育政策、在职培训学习制度等都涉及到人员的动态管理。因此，必须动态地看待这一问题，对编配应有预见性，留有余地，才能避免处于被动地位。

5. 经济效能原则　医院管理体制的改革和自身发展，要求护理管理者对人、财、物、时间、信息等资源进行有效核算、监测和控制。因而，编配和使用护理人员时，应在保证优质、高效的基础上减少人力成本的投入。

（二）影响护理人员编配的因素

1. 工作量和工作质量　工作量和工作质量是影响护理人员编配的主要因素。工作量的大小取决于病房床位数、床位使用率、床位周转率、门（急）诊病人就诊率、手术开出率、危重病人比例的高低等因素；工作质量与护理业务范围的广度和技术难度等因素有关，不同类型与级别的医院、不同护理方式（如功能制或整体护理）、不同护理级别病人所要求的护理质量标准不同。

2. 人员素质　人员业务素质强，实践技能扎实，工作质量和效率高，人数可少而精；人员思想品德素质、心理素质较高，积极性得到充分调动，团结协作，工作效率高，也可以节约人力。良好的护理人员素质是实现高质量护理目标的基础。

3. 人员结构和管理水平　医院组织内各类人员的比例、护理系统的管理水平以及与医院行政、医技、后勤等部门的协调程度，直接影响护理工作的效果和护理人员的编配。如医护比例不当，组织成员年龄、职称、学历比例结构失调，管理者未能科学合理地使用人才、有效地协调各部门关系，则耗费人力，使护理质量受到影响。

4. 工作环境和社会因素　不同地区、不同自然条件的医院，需要的人力有所不同。医院建筑、医疗设备、工作环境好，自动化程度高，可以节省人力。反之，则耗费人力。

人为或自然灾害、医疗付费方式和护理服务对象的年龄、文化、经济等均为社会影响因素。随着社会的不断发展，还会产生新的影响因素，人员编配时应综合考虑。

5. 政策法规　目前我国实行双休日，规定的假日还有节日假、公休假、产假等十几种，加上我国对护理人员继续教育培训等方面的规定，均可影响护理人员的编配。

（三）护理人员编配的计算方法

1. 按卫生部《医院分级管理标准》计算法　1989 年卫生部《医院分级管理办法（试行草案）》和《综合医院分级管理标准（试行草案）》中，提出了各级医院人员编配的标准（表 5 – 1）。

【例 1】某市新建一所三级医院，预设病床数 1000 张，根据《医院分级管理标准》，请计算该院工作人员应编配多少名？护理人员应最多编配多少名？护师以上职称需要编配多少名？

问题一：根据《医院分级管理标准》，三级医院工作人员总编配（床：职工）为 1：1.6，应编工作人员数 = 1000 × 1.6 = 1600（名）。

问题二：根据《医院分级管理标准》，卫生技术人员占工作人员总编配的 72% ~ 75%，护理人员占卫技人员的 50%，最多应编护理人员数 = 1600 × 75% × 50% = 600（名）。

问题三：根据《医院分级管理标准》，护师以上职称人员比例（占护理人员总数）≥30%，应编护师人数=600×30%=180（名）。

表5-1 各级医院人员编配基本标准

项目	标准		
	一级医院	二级医院	三级医院
总人员编制（床∶职工）	1∶1~1.4	1∶1.4	1∶1.6
卫生技术人员比例（%）	80	75	72~75
护理人员占卫技人员比例（%）	38	50	50
医师（含医士）与护理人员之比	1∶1	1∶2	1∶2
病床与病区护理人员之比	—	≥1∶0.4	≥1∶0.4
护师以上职称人员比例（占护理人员总数）（%）	≥10	≥20	≥30
护理员占护理人员总数（%）	≤33	≤25	≤20

2. 按国务院《护士条例》和卫生部《医院管理评价指南（2008年版）》计算法 2008年1月31日国务院颁布的《护士条例》，对我国护士编配作出了明确规定。《护士条例》第二十条、二十八规定："医疗卫生机构配备护士的数量不得低于国务院卫生主管部门规定的护士配备标准。""违反本条例规定，护士的配备数量低于国务院卫生主管部门规定的护士配备标准的，责令限期改正，给予警告；逾期不改正的，依法给予处分。"卫生部《医院管理评价指南（2008年版）》重点适用于三级综合医院，指南中规定：病房护士与床位比至少达到0.4∶1，重症监护室护士与床位比达到（2.5~3）∶1，医院护士总数至少达到卫生技术人员的50%。有条件的医院可进一步提高上述比例。

3. 按卫生部《编制原则》计算法 根据国家卫生部1978年颁布的《综合医院组织编制原则试行草案》（以下简称《编制原则》），对我国综合医院的组织机构及人员编制做出了明确规定。

（1）医院人员总编配 根据医院规模和所担负的任务，按照医院床位与工作人员之比分为三类：①300张床位以下的医院，按1∶1.30~1∶1.40计算；②300~500张床位的医院，按1∶1.40~1∶1.50计算；③500张床位以上的医院，接1∶1.60~1∶1.70计算。

（2）医院各类人员比例（表5-2）。

表5-2 医院各类人员比例

卫生技术人员	其中						行政管理人员	工勤人员
	医师	护理人员	药剂人员	检验人员	放射人员	其他医技		
70%~72%	25%	50%	8%	4.6%	4.4%	8%	8%~10%	18%~22%

（3）病区护理人员编配 护理人员包括护士（含护师）和护理员，护士和护理员之比以3∶1为宜，每名护理人员担当的病床工作量（表5-3）。病区护理人员担当的

工作量不包括发药和治疗工作在内，发药及治疗工作每40~50床位还需配备护士3~4名，每6名护理人员（助产士）另增加替班1名。

表5-3 每名护理人员承担的床位数

科别	每名护理人员承担的床位数		
	白班	小夜班	大夜班
内外科、妇产科、传染科	12~14	18~22	34~36
眼、耳鼻喉、口腔科、皮肤科、中医科	14~16	24~26	38~42
小儿科	8~10	14~16	24~26

【例2】某新建医院内科病区将设置病床45张，根据卫生部编制原则，请计算应配备护理人员多少名（给药及治疗工作按4名护士计算）？

步骤1：根据《编制原则》，内科病区每名护理人员承担的床位数计算标准，该科分管床位的护理人员应为：

最多护士数：$\frac{45}{12}+\frac{45}{18}+\frac{45}{34}\approx7.57$（名）；最少护士数：$\frac{45}{14}+\frac{45}{22}+\frac{45}{36}\approx6.51$（名）

步骤2：除分管床位的护理人员外，给药护士及治疗护士应加4名，则：

最多护士数 = 7.57 + 4 ≈ 11.57（名）；最少护士数 = 6.51 + 4 ≈ 10.51（名）

步骤3：根据《编制原则》，每6名护理人员应增加替班1名，则该病区实际护理人员数应为：

最多护士数 = $11.57+\frac{11.57}{6}\approx13.50$（名）；最少护士数 = $10.51+\frac{10.51}{6}\approx12.26$（名）。

结论：该内科病区实际应配备的护理人数为12~14名。

（4）非病区护理人员编配　门诊护理人员与门诊医师之比为1：2；急诊室护理人员与医院总床位之比为（1~1.5）：100；急诊观察室护理人员与观察床之比为1：（2~3）；注射室护理人员与病床之比为（1.2~1.4）：100；住院处护理人员与病床之比为（1~1.2）：100；婴儿室护理人员与婴儿床之比为1：（3~6）；供应室护理人员与病床之比为（2~2.5）：100；手术室护理人员与手术台之比为（2~3）：1；助产士与妇产科病床之比为1：（8~10）。以上各部门每6名护理人员（助产士）另增加替班1名。

（5）护理管理人员编配　见第四章第三节我国卫生组织系统与护理组织系统。

4. 按实际工作量计算法　根据分级护理的要求，计算每名病人直接、间接护理的平均时数确定实际工作量来计算护士编配。目前，大多数综合医院都根据江苏省1980年对7个非传染病成人病房护理工时测定的结果作为依据，即一级护理每日所需直接护理时数为4.5小时，二级护理为2.5小时，三级护理为0.5小时；间接护理40张床日平均护理时间为13.3小时。如有机动、抢救、特殊护理时应增加护理时间。

计算公式一：

$$应编护士数 = \frac{各级护理所需时间总和}{每名护士每天工作时间} \times （1 + 机动数）$$

公式中：各级护理所需时间总和为按分级护理要求测得的直接护理所需时间与间接护理时间（指会议、交班、书写记录等所耗费的时间）相加；每名护士每天工作时间按 8 小时计；机动数为全年因正常休假、产假、各种护士不在位情况下所减少的人员百分比，通常按 17% ~ 25% 计算。

【例 3】 某医院外科病区现有病人 40 人，其中一级护理人数 12 人，二级护理人数 16 人，三级护理人数 12 人，请计算该病区应编配护理人员多少名（机动数按 25% 计算）？

$$应编护士数 = \frac{4.5 \times 12 + 2.5 \times 16 + 0.5 \times 12 + 13.3}{8} \times （1 + 25\%） = 17.70（名）$$

计算公式二：

$$应编护士数 = \frac{病房床位数 \times 床位使用率 \times 平均护理时数（分）}{每名护士每日工作时间（分）} \times （1 + 机动数）$$

公式中：$床位使用率 = \frac{占用床位数}{开放床位数} \times 100\%$ ；

（卫生部规定的病床使用率是：一级医院 ≥60%；二级医院 85% ~ 90%；三级医院 ≥93%。）

平均护理时数 = 各级病人护理时数的总和 ÷ 该病房病人总数；

每名护士每日工作时间、机动数同公式一。

【例 4】 上例 3 中，若该病区编制床位数为 43 张，请计算该病区应编配护理人员多少名（机动数按 25% 计算）？

$$床位使用率 = \frac{40}{43} \times 100\% = 93\%$$

$$平均护理时数 = \frac{4.5 \times 12 + 2.5 \times 16 + 0.5 \times 12 + 13.3}{40} = 2.83 \text{ 小时} = 170（分钟）$$

$$应编护士数 = \frac{43 \times 93\% \times 170（分）}{480（分）} \times （1 + 25\%） = 17.70（名）$$

二、护理人员的分工

（一）按行政职务分工

按护理人员所承担的行政管理职务划分，包括专职护理副院长、护理部正、副主任（总护士长）、科护士长、护士长，国家对各职务职责范围进行了明确的规定，主要内容见附录一。

（二）按技术职务分工

从技术管理的角度，根据掌握技术水平的高低，将护理人员划分出不同的技术系列，我国的护理技术职务有主任护师、副主任护师、主管护师、护师、护士，中央职称改革工作领导小组制订的《卫生技术人员职务试行条例》（职改字［1986］20 号）对各技术职务岗位职责和任职基本条件进行了明确的规定。

（三）按护理工作模式分工

护理工作模式是指为了满足病人的护理要求，提高护理工作质量和效率，根据护理人员的工作能力、数量，而设计出的各种工作分配方式。我国的护理工作模式有以下五种，应考虑本单位的医疗要求、人员条件、经费等具体情况选择，并不断发展出自己的特色。

1. 个案护理　个案护理（case nursing）也称特别护理或专人护理，是由一名护理人员在其当班期间承担一名病人所需要的全部护理。其组织形式是一对一的关系，常用于病情复杂、严重、变化快，护理需求量大，需 24 小时监护和照顾的病人，如入住 ICU、CCU 病房、多器官功能障碍、器官移植、大手术后或危重抢救病人。

（1）优点　①护士及时、全面观察病人的病情变化，实施全面、细致、高质量的护理服务；②有利于增加护士与病人直接沟通的机会，及时解决病人身心方面的问题；③护士职责、任务明确，责任心增强；④有利于培养护士发现问题、解决问题的能力。

（2）缺点　①由于护士轮换，对病人的护理缺乏连续性；②所需人力较大，成本高。

2. 功能制护理　功能制护理（functional nursing）是以工作为中心的护理方式，护士长按照护理工作的内容分配护理人员，每 1～2 名护士负责其中一个特定任务，如主班、治疗班、护理班、大小夜班等，各班护士相互配合共同完成病人所需要的全部护理。

（1）优点　①有利于节省人力、经费、设备、时间，尤其在护理人员不足的情况下，护士长便于组织工作；②有利于提高护理技能操作的熟练程度，工作效率较高；③任务明确，便于按护士的能力分工。

（2）缺点　①分工太细，缺乏对病人护理的整体性和连贯性；②护患之间缺乏沟通和理解，易发生冲突；③护理工作被视为机械性和重复性的劳动，护理人员容易产生疲劳、厌烦情绪，不能发挥主动性和创造性，工作满意度降低。

3. 小组护理　小组护理（team nursing）是将护理人员分成若干小组，每组由一位管理能力和业务能力较强的护理人员任组长，在组长的策划和组员的参与下，提供给一组病人的护理服务。小组成员一般约 3～5 名，由主管护师、护师、护士、助理护士组成，负责 10～15 位病人的护理，成员之间相互合作，共同按护理计划对本组病人实施护理，并评价护理效果。

（1）优点　①便于小组成员协调合作，相互沟通，工作气氛好；②护理工作有计划、有评价，病人得到较全面的护理；③小组成员优势互补，充分发挥各成员的能力、经验与特长，工作满意度较高。

（2）缺点　①需较多的人力和设备；②护理工作责任到组不到人，护理人员的责任感相对减弱；③对病人的护理由小组成员共同完成，没有一名固定护士负责，病人缺乏所属感。

4. 责任制护理 责任制护理（primary nursing）是在生物—心理—社会医学模式影响下产生的一种护理工作模式，强调以病人为中心，由责任护士按护理程序的工作方法，对所管病人从入院到出院提供连续、全面、系统的整体护理。每名护士负责 3~6 位病人的护理，要求责任护士 8 小时上班，24 小时负责，当责任护士不在班时，由辅助护士代为负责。

（1）优点 ①病人获得整体的、相对连续的护理，安全感与所属感增加；②护士工作的独立性增强，可充分运用专业知识发现和解决病人生理、心理、社会等方面的护理问题；③护士的责任感、求知感和成就感增加，工作兴趣和满意度增加；④与病人、家属及其他医务人员的沟通加强，合作性增加。

（2）缺点 ①责任护士的业务知识和技能水平要求高，需接受专业培训；②所需人力、物力多，费用较高，也常受人员编配、素质等方面的限制。

将责任制护理和小组护理结合起来，是近年来发展的一种护理方式。将一组护士，根据不同层次护理人员的工作能力、技术水平负责不同数量、不同病情轻重的病人，责任到人，明确分工，进行整体护理。这种小组式责任制护理工作方式是目前创建优质护理服务示范医院活动中倡导的护理工作模式。

5. 整体护理 整体护理（holistic nursing）是以病人和人的健康为中心，以现代护理观为指导，以护理程序为核心，为护理对象提供生理、心理、社会、精神、文化等全方位的最佳护理，并将临床护理和护理管理各环节系统化的工作模式。我国于 20 世纪 80 年代末开始探索，目前已形成比较成熟的体系，包括护理哲理、护士职责与评价、标准护理计划、病人教育计划、各种护理文书书写等，以护理程序为框架，环环相扣，协调一致，以确保护理服务水平的全面提高与维持。

（1）优点 ①护理工作评价标准和护理人员职责管理更加规范化、具体化；②更加注重人的整体性，病人可得到全方位的护理服务及健康照护；③健全了医院的支持系统，使护理人员从大量非专业性工作中解脱出来，且护理记录书写简单、方便，护理病人时间增加。

（2）缺点 ①护理人员的需求量大，常受人员编配、素质等方面的限制；②护理人员业务知识和技能水平要求高，工作节奏加快，工作压力较大。

6. 临床路径 临床路径（clinical pathway）是指医疗机构里的一组成员，包括医生、护士、医技人员、辅助人员等，共同针对某一病种的诊断和手术，从入院到出院制定最佳的、有准确时间要求的、有严格工作顺序的整体诊疗照顾计划，并通过多个专业人员合作，使病人得到最恰当的诊疗护理过程，以减少康复的延迟和资源的浪费，使服务对象得到最佳的医疗和护理服务。临床路径在国外如美国、加拿大、新加坡等医疗机构使用较为普遍，我国近年来一些发展较快的医院也在逐渐探索，由于要求高，这种模式的推广还需要一段时间。目前主要适用于诊断明确、预后相对确定、病情相对单纯的常见病、多发病的治疗护理，对于诊断不明确、病情复杂、并发症多、治疗护理结果难以预料等情况不适合采用此法。

三、护理人员的排班

（一）排班原则

1. 满足病人护理需要原则 满足病人护理需要，确保为病人提供 24 小时连续性护理是排班的首要原则，使各班次紧密衔接，并考虑医、教、研等工作的统筹兼顾，使各项工作顺利进行。

2. 合理结构原则 应根据病人情况，结合护理人员的数量、知识、技能水平等进行有效组合，做到新老搭配、优势互补，尽量缩小各班次人员技术力量上的差距，消除排班的薄弱环节，保证病人安全。

3. 保持工作量均衡原则 护理工作量以白天多、夜间少，工作日多、节假日少为特征，应掌握此工作规律，合理安排人力，保持各班工作量均衡，使人人充分发挥效能。遇有紧急情况、危重病人抢救时，所需护理时数增加，应增加人力。

4. 能级对应原则 通过按职上岗，将护理人员的专业技术职称与病人的护理需要相结合，提高护理人员工作成就感，保证临床护理质量，增加病人及家属的安全感和信任感。能级对应的基本原则：高职称护理人员承担专业技术强、难度大、疑难危重病人的护理工作；低年资护士承担常规和一般病人的护理工作。

5. 公平原则 受到公平对待是每一个人的基本需求，也是成功管理的关键。排班时，要公平地、一视同仁地合理安排各班次和节假日值班人员，对一些需要照顾的特殊情况，可制定具体的方案，共同遵守，使护理人员产生公平感和满意感。

（二）排班类型

依照排班权力的归属，分为以下三种。

1. 集权式排班（centralized scheduling） 由护理部或科护士长集中对各部门护理人员排班。其优点是排班者掌握全部护理人力，可依各部门工作需要，灵活调配合适人员；缺点是对护理人员的个别需要照顾少，会降低工作满意度。

2. 分权式排班（decentralized scheduling） 由病区护士长负责本部门人员排班，是目前最常用的排班方式。其优点是管理者既能充分了解本部门的人力需求状况，进行有效安排，也能照顾护理人员的个别需要；缺点是在本部门工作量大、人力不足时，无法调派其他病区的人力，且排班花费的时间较多。

3. 自我排班（self-scheduling） 由病区护理人员自己排班，可激励护理人员的自主性，提高工作满意度。使用时，应以病人需要和高质量的护理工作为前提，先拟定排班原则，集体讨论排班方案，试行后不断修改、完善方案。优点：①提高护理人员的自主性；②节省护士长排班时间；③融洽护士长与护理人员的关系，提高群体凝聚力；④护理人员调班少，增强护理工作的稳定性。缺点：①排班规则不完善时，易导致护理人力不能有效利用；②多数护理人员更愿意上白班，不愿意节假日和晚上值班，护理人员的需求不易协调。

（三）排班方法

目前没有固定的模式，各医院可根据自身政策、采用的护理工作模式、护理人员的数量与素质、病人的特点及护理工作量等灵活安排。

1. 周期性排班法 又称循环排班法，是排班者根据本部门人力运作的实际情况，拟定出固定的排班模式，采用每 2 周或每 4 周为一周期、依次循环的排班方法，使护理人员的工作及休息时间按一定的规律进行。其优点是护理人员熟悉排班规律，对自己未来较长时间的班次可以做到心中有数，便于提前做好个人安排；排班模式相对固定，为护士长节约排班时间。缺点是忽略了每日工作量的不均衡，容易出现忙闲不均。国外许多医院采用此法，适用于护理人员结构合理稳定，病人数量和危重程度变化不大的护理单元。

2. 每日三班或两班制排班法 将一天的 24 小时分为三班或两班。三班为日班、小夜班、大夜班，两班为日班、夜班。各班次的上、下班时间应根据工作需要，如日班可有"7：00～15：00"、"7：00～12：00、15：00～18：00"或"8：00～16：00"、"8：00～12：00、14：00～18：00"；小夜班可有"18：00～1：00"或"18：00～23：00"；大夜班可有"1：00～8：00"、"23：00～8：00"等。其优点是排班比较规律，上班人力固定，班次与时间变化少，实施较简便。每日三班制排班法是目前使用广泛的排班方法，每日两班制排班法由于连续工作时间长，仅适应于眼科等小病区，以及工作时间较为弹性的产房、手术室。

3. APN 连续性排班法 是近几年来国内各级医院新推行的一种排班方法。它是将不同层级、不同工作能力和工作经验的护士分成几个小组进行排班，以保证每班都有两位以上护士值班的工作模式，这一方法的推行是对护士进行层级管理的基础。总体思路是按 A 班（8：00～16：00）、P 班（16：00～0：00）、N 班（0：00～8：00）三班的原则安排班次，在 A 班、P 班均有 1～2 名护师以上职称的高年资护士担任责任组长。其优点是将护理人员分层次管理，新老搭配、能力互补，减轻了年轻护士的工作风险与压力，增加了高年资护士的责任感和工作价值感，对护理安全和护理管理有一定优势。

第三节　护理人员的招聘、培训与绩效考核

◎走进管理——人才与效益

某县人民医院近年来经营状况不佳，医院效益不好，留不住人才，护理人才也是不断流失，医院陷入了一方面招聘人才，一方面又不断流失人才的尴尬境地。去年更换新的领导班子，决定从护理队伍开始施行一系列改革，科学招聘、分层次有计划地人员培训与教育，同时实行绩效工资，以激励先进，鞭策落后。这些措施实施后，护理人员的工作积极性得到提高，护理质量得到改进，医院经济效益和社会效益明显提升，护理人才流失的现象自然也就减少了。

你作为改革者，请思考：

1. 如何对护理人员进行科学招聘？

2. 如何分层次有计划地开展护理人员的培训与教育？

一、护理人员的招聘

护理人员招聘（nurses recruiting）是指采取科学有效的方法，吸引足够数量具备资格的个人并鼓励其申请到相匹配的护理岗位工作的过程。其中，护理人力资源规划、护理工作分析是实施招聘的前提和基础，录用到适合职位需求的护理人员是招聘的目的和结果。

（一）制定护理人力资源计划

制定时应考虑组织目前的状况、下一步的目标及如何实现目标，以此来预测目前人力资源的短缺人数及类型，制定具体招聘计划。另外，还需对拟招聘的职位进行护理工作分析，以确定该工作的任务和性质，以及应寻找具备何种资格的人来承担这项工作。

（二）招聘程序

从广义上讲，人员招聘程序包括招聘准备、招聘实施和招聘评估；狭义的招聘程序即指招聘的实施阶段，主要包括招募、甄选、录用三个步骤。以下就狭义的招聘程序进行介绍。

1. 招募阶段　招募的目的在于吸引更多的人来应聘，使组织有更大的人员选择余地，以获得较多具有合适资格的人选。常用的招募途径有：①发布招聘广告，通过报纸、杂志、电视、电台、网络等形式宣传；②工作人员推荐；③直接到护理学校招聘。其中发布招聘广告最为常用。

2. 甄选阶段　是整个招聘工作中关键的一环，包括：①申请者资格筛选，筛选的内容有申请者学历证书、专业资格证书、学习情况、特长、知识技能水平、工作经历、获奖情况、就业期望等；②招聘考核，包括理论考试和技能考核，即护理基础知识和基本技能；③招聘面试；④其他测试，常见的是心理测试。

3. 录用阶段　包括：①体检。②背景调查：调查提供的材料及职业背景的真实性，如毕业证、学位证的真实性，任职资格证书的有效性，工作经验、技能和业绩等的真实性。③试用：试用期一般为 2 周到 3 个月不等，经试用不符合录用条件者，可予辞退。④录用决策，即作出录用与否的决定。⑤签订录用合同。

护理人员招聘活动的最后步骤是评价，为下次招聘提供经验教训。评估的内容可以是招聘程序，也可以是录用者的技能及工作效率等，既包括数量质量评估，也包括成本效益评估及整改措施研究。

二、护理人员的培训

护理人员培训（nurses training）是通过对护理人员的工作指导、教育和业务技能训练，使护理人员在职业态度、知识水平、业务技能和工作能力等方面得到不断提高和发展的过程。现代医院的竞争就是人才的竞争，护理人员的培训是促进护理人才成长的重要途径，是优化组织护理人力资源结构的有效措施，也是降低护理人员流失率的有效途径。

（一）培训目的

1. 帮助护理人员了解医院文化和护理工作的宗旨、价值观和发展目标，增进护理人员对组织的认同感和归宿感。

2. 帮助护理人员提高知识、智慧、技术和能力，从而能够按照工作岗位的要求完成所承担或将要承担的工作和任务，达到人事和谐，为病人提供安全有效的护理服务。

3. 帮助护理人员适应新的工作模式，新业务、新技术的开展，新仪器的使用，满足社会和科学技术发展的需要，提高工作效率，增强组织的竞争力。

4. 帮助护理人员提高职业技能和职业素养，增强对自身和工作的信心，激发工作热情，充分挖掘人的潜能，实现自我完善。

（二）培训原则

1. 当前需要与长远需要相结合　培训的计划和目标，不仅要满足当前护理工作的需要，还要根据护理专业的发展趋势，结合本部门的长远规划合理安排。

2. 专业培训与组织文化培训相结合　培训内容既要注重与护理岗位职责衔接的专业知识与技能，提高护理人员专业素质；还应包括护理哲理、价值观念、道德规范、组织形象等组织文化的内容，帮助护理人员在提高专业素质的同时，完成与组织文化相适宜的社会化转变。

3. "三基"培训与专科护理培训相结合　"三基"即基本知识、基本理论、基本技能，是护理人员必备的基本功。抓好"三基"训练是实现基础理论向临床实践过渡的重要环节，也是培养高质量护理人才的基础。在强化"三基"培训的同时，应有目的、有计划地安排专科理论和技能培训，以发展专科护理人才。

4. 重点培训和普遍培训相结合　组织中的每一位护理人员都有接受培训和教育的权利，在制定培训计划时，既要注意对组织发展影响力大的骨干进行培训，又不要忽略护理队伍整体素质的提高，做到全员培训。

（三）培训形式

1. 岗前培训　又称新员工导向培训，包括新护士的岗前培训和转岗护士岗前培训两类。通过培训使员工尽快熟悉组织，尽快适应环境和岗位。

2. 在职培训　是护理人员在不脱离工作岗位的情况下，不占用或很少占用工作时间的一种边工作、边学习的培训形式。常见的有"以老带新"的导师制，即由高年资护士向低年资护士传送职业道德、知识和技能等。另外，目前也有不少护士通过这种方式提高学历，包括参加自学考试和各类成人教育。

3. 脱产培训　是护理人员保留工职、集中时间离开工作岗位，去专门从事知识和技能学习的一种较正规的人员培训形式。包括参加全脱产培训班、进修学习和挂职锻炼等，受训者一般为根据本院护理工作需要选派出的、有培养前途的护理骨干。这种培训针对性强，受训者收获大，从长远观点看，对医院有利。但由于人员、条件、财力等因素的影响，使受训者在数量上受到一定限制。

（四）培训方法

1. 讲授法 是最常用的一种培训方法，医院内经常举办的各种学术讲座、学术会议以及大部分护理人员的继续教育常采用此法。

2. 演示法 是最直观的一种培训方法，护理部经常举行的各种技能操作演示、竞赛常采用此法，如六步洗手法演示、多功能呼吸机的使用演示等。

3. 医院科室轮转 有计划地安排护理人员分期分批在内、外、妇、儿等主要科室轮转，以综合、全面地掌握各专科护理的知识和技能，扩大知识面。

4. 案例分析法 临床护理人员培训常采用此法，如临床病例讨论、护理案例分析、护理教学查房等。

5. 其他培训方法 如角色扮演、视听和多媒体教学法等。同时，计算机网络技术的发展、远程教育手段等新教育技术也为护理人员的培训质量提供了更加广阔的前景。

（五）培训内容

1. 新护士的岗前培训 培训内容主要包括两个方面。

（1）公共部分 由护理部制定培训计划并组织实施，培训期一般 1~2 周。包括医院简介、医院环境、医院组织体系、有关规章制度、职业道德、护士仪表与行为规范、有关法律法规及护理纠纷的防范、基本护理技术、急救技术（如心肺复苏）、院内感染预防、护理文书书写等，有些医院还组织新护士的授帽仪式。

（2）专科部分 由各临床科室分别制定计划并逐项落实，普通科室为 3~4 周，ICU、CCU、急诊科一般为 6~8 周。包括熟悉本科室环境、人员结构、各类人员职责、各班工作要求、质量控制标准等，以及本科室常见病、常见急症的主要临床表现、治疗（救治）原则及护理措施，主要专科检查和特殊诊疗技术的临床应用及主要护理措施（如各种造影检查、心电监护、呼吸机的应用）等。

2. 临床护士的规范化培训 按照接受专业教育的层次不同，培训时间不同。培训内容主要包括政治思想、职业素质、医德医风、临床操作技能、专业理论知识、外语等。

本科毕业生：培训时间 1 年。主要是轮回参加本学科各主要科室的临床护理工作，进行临床护理操作技能和有关专业理论知识培训，具备独立运用护理程序为病人实施整体护理的能力。

专科毕业生：培训时间 3 年。第 1 年轮回参加本学科各主要科室的临床护理工作，着重进行护理基本操作技能训练，同时参加有关专业理论知识的培训。第 2~3 年，深入学习和掌握本专业理论知识和临床操作技能，运用护理程序为病人实施整体护理。

中专毕业生：培训时间 5 年。第 1 年轮回参加本学科各主要科室的临床护理工作，进行各项基本护理技术操作训练，巩固在校期间学习的基础理论知识，达到国家执业护士的合格标准。第 2~3 年，进行各项基础护理技术操作和部分临床专科护理技能操作训练，学习有关专业知识。第 4~5 年，深入学习和掌握本专业理论知识和操作技能，运用护理程序为病人实施整体护理，适时进行外语培训。

3. 继续护理学教育 继续护理学教育是护理人员完成规范化培训之后，以学习新理论、新知识、新技术和新方法为主的一种终身性护理教育。教育形式灵活多样，主要有学术会议、专题讲座、疑难病例护理讨论、技术操作示教、发表论文或著作、网络学习等，一般以短期和业余学习为主。

（1）学分授予　依据《继续医学教育学分授予试行办法》，继续护理学教育实行学分制，分为Ⅰ类学分和Ⅱ类学分。

Ⅰ类学分项目：①国家卫生部审批认可的国家教育项目；②省、市审批认可的继续教育项目；③卫生部继续教育委员会专项备案的继续教育项目。

Ⅱ类学分项目：①自学项目；②其他形式的继续教育项目。

（2）学分制管理　护理人员每年参加经认可的继续教育活动不得少于25学分，其中Ⅰ类学分须达到3~10学分，Ⅱ类学分达到15~22学分。护理人员在任期内每年必须按规定修满继续教育的最低学分，才能再次注册、聘任及晋升高一级专业技术职务。

三、护理人员的绩效考核

绩效考核又称绩效评估、人事评估、员工考核等。护理人员绩效考核是指护理管理者或相关人员通过一定的方式对护理人员的工作成效进行考察评价的过程，是护理人员晋升、晋级、培训、人事调整、奖罚、人员留用解聘等人力资源管理决策的主要依据。由于人的行为受到诸多因素的影响，因此，建立客观、公正、系统的绩效考核体系，是新时期护理管理者面临的一大挑战。

（一）绩效考核的原则

1. 指标客观化原则　首先，考核指标应依据具体的护理岗位职责而定，如护士、护师、主管护师、副主任护师岗位职责不同，考核的标准应有区别。其次，制定的考核标准应是可衡量性的，如工作态度、职业道德等一些主观描述的内容也应尽量量化，可通过病人满意度、表扬信、锦旗等指标进行衡量。最后，考核过程应尽量客观，采用事先公布的标准和程序，公平公正地进行，避免主观臆断。

2. 标准公开化原则　考核指标经专业人员审定后应公之于众，使所有被考核的护理人员明确考核内容，理解组织对她们的工作期望和业绩水准，找准自己努力的方向。同时，在公开的内容里还应包括考核结果奖优罚略的措施。

3. 操作标准化原则　主要包括以下几个方面：①相同岗位的护理人员应采用统一的考核标准，但要注意分层次、按岗位职责考核，如护士、护师、主管护师、副主任护师，应该有各层次相对应的考核标准；②考核间隔时间应基本相同，一般每年或半年一次；③定期安排考核反馈会议，并进行考核面谈；④提供正确的考核文字资料，被考核者应在考核结果上签名。

4. 结果反馈化原则　绩效考核的结果应尽量公布，反馈的内容应包括：被考核人的工作业绩，说明不足之处；改进工作的目标；实现这些目标所采取措施方面的建议。

（二）绩效考核的内容

1. 德　即政治素质、思想品德、工作作风和职业道德等。具体包括：良好的职业道德；团结同事；关爱病人；爱岗敬业；遵守各项规章制度；坚持党的方针和政策等。

2. 能　指具备本职工作要求的知识技能和处理实际问题的能力。具体包括：专业理论、专业技能、健康教育能力、沟通能力、应急能力、临床教学与科研能力等。

3. 勤　指护理人员的工作态度、勤奋精神、事业心等。工作态度是指护理人员在工作中是否能够认真负责、积极主动；勤奋精神是指护理人员是否刻苦钻研业务、不断学习进取；事业心是指护理人员对本职工作的热爱和执着追求。

4. 绩　指护理人员的工作实绩，包括完成工作的质量、数量、效率和效益。具体包括：是否在规定时间内按质按量地完成工作任务，工作是否取得一定的经济效益和社会效益等。

（三）绩效考核的方法

1. 目标管理考核法　此法比较客观，是目前被广泛采用的绩效考核方法。由管理者与护理人员按目标管理法共同制定可测量的目标和行为标准，并不断修正完善。如某医院主管护师的年度考核目标：专业理论考试成绩＞85 分，护理技能操作考核成绩＞90 分，公开发表护理学术论文 1 篇/年等。

2. 行为特征评定法（评语法）　是用陈述性文字对护理人员的行为特征如工作态度、劳动纪律、业务能力、医德医风等方面做出评价，包括被考核者自我鉴定和考核者评语。自我鉴定有时还需提供荣誉证书、理论考试、技能考核成绩等佐证材料。具有简单易行的优点，缺点是评定结果不能避免人为因素的影响。

3. 实绩记录法　将被考核者的实际工作情况记录作为考核依据，通常使用统一的表格，按日或周记录实绩，定期进行考核评价。如出勤情况、上夜班次数、危重病人抢救例数等。

4. 绩效评价表法　根据护理人员的岗位职责和操作技能要求，设计成不同的等级和分数进行评定，可采用百分制、五分制（5—优、4—良、3—中、2—差、1—劣）或等级评定（ABCDE）。具有省时、省力，容易测量的优点，缺点是有些项目常无法赋分值或等级。

5. 关键事件法　关键事件是指护理人员的某种行为对组织产生积极或消极影响的重大事件。护理管理者把它记录下来，作为考核护理人员绩效的内容，操作时应贯穿考核过程的始终，以做出全面的评价。

第四节　护理人员职业生涯规划

职业生涯管理起源于 20 世纪 70 年代，属于战略性人力资源管理的内容，现已逐渐受到管理者的关注。护理人员科学合理的职业生涯规划，可帮助其不断成长，挖掘全部潜能，建立医院与护理人员之间的双赢关系，促进护理人员自我目标和医院目标的共同实现。

一、职业生涯规划的相关概念

（一）职业与职业生涯

职业（career）是指人们在社会生活中所从事的以获得物质报酬作为自己主要生活来源，并能满足自己精神需求的、在社会分工中具有专门技能的工作。

职业生涯（career life）是指一个人一生从事职业的全部历程，包括从职业能力的获得、职业兴趣的培养、选择职业、就职、直至最后退出职业劳动的完整职业发展过程。护理人员职业生涯是指护理人员从事护理专业领域的行为历程。职业生涯具有独特性、发展性、终生性、阶段性、互动性、整合性及易变性等特点。

（二）职业生涯规划

职业生涯规划（career planning）又叫职业生涯设计，是指组织或个人把个人发展与组织发展相结合，对决定职业生涯的个人因素、组织因素和社会因素等进行分析，制定个人事业发展上的战略设想与计划安排。

二、职业生涯规划的基本原则

1. 可行性原则 在职业生涯规划过程中，不能一味地进行封闭式"自我设计"，除考虑自身的愿望和兴趣爱好外，还必须考虑社会的现实要求和历史条件。脱离现实空中楼阁式的"自我设计"，只会不断导致失败和挫折，不利于职业的发展。设计、选择科学可行的发展方案是避免职业发展障碍、保证职业发展计划落实、个人职业素质不断提高的关键。

2. 胜任的原则 应该根据自己的知识水平、身体素质、个性特点、能力倾向等因素来确定所能胜任的职务等级。否则，力不从心不仅效率低下，甚至无法完成任务，并将使组织和个人同时遭受损失。

3. 扬长避短原则 认识个人的特征及优势是职业生涯发展的前提。科学有效的职业生涯规划应能扬长避短，最大限度地发挥潜能。如技术型护理人员，可以规划发展为临床护理专家；管理型护理人员，可以规划发展为护理管理人才。

4. 发展性原则 职业不只是作为生存的手段，更是人们寻求发展的方式。因此，在职业生涯规划时，要考虑职业的发展前途、组织所提供的发展空间以及群体的和谐性等各方面因素，寻找适合自身发展的良好环境。

5. 灵活性原则 在科学技术飞速发展的年代，个人应该不断积累知识和经验，及时地调整职业发展道路，以主动的姿态适应社会和环境的要求。

三、护理人员的职业发展方向

随着护理事业的发展，我国护理人员的职业发展主要有以下几种方向。

1. 临床护理专家 1954 年美国最早开始培养临床护理专家（clinical nursing specialist，CNS），目前已扩展到临床护理的许多领域。1980 年美国护理协会将 CNS 定义为：临床护理专家是指在护理专业的某一特殊领域内，通过学习和实践达到硕士或博士水平，具有较高的专门护理知识和技能、丰富的临床实践经验的专家型临床护理人员。CNS 具有护理专家、教育者、咨询者、管理者和研究者等角色功能。我国于 2001 年开始探索 CNS 的培养、考核认证等工作，并将其定位于临床高级的"专科护士"方向，目前已设置的有：手术室护士、ICU 专科护士、肿瘤专科护士、糖尿病护理师、造口护理师、疼痛护理师等。

专科护士的入选培训资格：执业护士、大专或本科学历毕业经过 5 年以上的临床护理工作或特定领域 3 年以上的工作实践，具有较强的外语沟通能力、人际交往协调能力、病人健康教育能力和临床教学能力、解决临床问题能力。

2. 社区全科护士　随着我国人口老龄化，对老年人、慢性病护理的需求量增加，社区护理将成为 21 世纪护理发展方向，社区全科护士表现出良好的发展前景。主要承担社区保健的管理者、监督者、服务者、教育者"四种角色"，从事治疗、预防、保健、康复、健康教育等初级保健工作。因此，社区全科护士需要掌握社区护理理论、健康教育、家庭保健、特殊人群的社区保健、居家护理以及心理疾病的社区护理等方面的知识。

3. 护理管理者　护理管理和护理技术是护理专业发展的两大支柱，两者共同推动护理专业的发展，护理管理者已发展为护理人员的职业方向。护理管理者由卫生服务组织任命或聘任，有正式职位及与职位相适应的责、权、利，能有效协调护理组织的人、财、物、时间、信息等管理要素，以满足病人需求和实现组织的发展目标。与护理技术人才不同，需重点培养其组织管理能力，包括决策能力、指挥能力、协调能力、应变能力、表达能力等。

4. 护理教育者　目前护理教育已经在医学教育中逐渐形成独立的体系，因此护理教育者是护理人员的又一职业发展方向。护理教育是开发护理人才的手段和方法，其最终目标是为了保证护理事业的发展，不断培养出高素质的护理人才。人才培养依靠教育，教育的质量依靠师资，因此建设一支高水平的护理师资队伍是护理教育发展的重要任务。

四、护理人员的职业生涯管理

根据格林豪斯（J. H. Greenhaus）、萨柏（Donald E. Super）、施恩（E. H. Schein）等的职业生涯理论，结合护理专业特点，护理人员的职业生涯可分为早期、中期、后期三个阶段。由于每个阶段的年龄、学历、经验、心理素质、性格、适应能力等不同，所表现出来的职业特征和面临的问题也会不同，护理人员自身和护理管理者应有针对性地采取职业生涯管理策略，以促进护理人员的职业发展。

1. 早期阶段　（从业 5～10 年，年龄 22～30 岁）主要是指刚从学校毕业进入工作单位，并在工作中逐渐社会化，实现从护生到护理人员的转变，并融入工作岗位过程。

（1）职业特征　此期的主要特征为需要尽快熟悉各科室护理业务，适应复杂多变的护理工作环境，不断积累经验，并逐步认知医院环境中特殊的人际关系，寻找最适合自己专业方向。

（2）存在的问题　职业生涯的初始阶段，还是个新手，处于学习、适应、探索时期，经常会出现迷茫与职业的不确定。

（3）管理策略　多关心她们，利用岗前培训和临床护士的规范化培训，帮助尽快适应工作。同时，还可引导她们分析自己的性格、专业特长、职业兴趣、学识水平、组织能力等，了解自己职业发展优势和局限，确定自己的职业发展方向，如专科护士、全科护士、护理管理人员、护理教师等，学会与同事相处，建立新型的人际关系。

2. 中期阶段　（从业 11～25 年，年龄 31～55 岁）　是职业生涯的核心阶段，可分为成长期和稳定期。

（1）成长期　年龄范围大致为 31～40 岁。个人能力稳步提升，有较强的工作责任感和处理疑难护理问题的能力，能够接受较重的工作任务，已成为工作中的骨干力量。①职业特征：有愿意发现、探索新知，不断完善和改进护理工作的需求，对职业发展和晋升极为关注。②存在的问题：此期多已成家，要兼顾工作和家庭，常忽视自我发展，在不知不觉中已跟不上不断发展的医学和护理事业，在竞争中落伍。③管理策略：帮助重新进行自我定位，合理安排时间，积极参加继续教育，扩展知识面，调适与休整自己的心理，维持工作、家庭和自我发展三者之间的均衡。同时，引导她们进行职业规划，帮助制定职称晋升目标。

（2）稳定期　年龄范围大致为 41～55 岁。拥有丰富的护理工作经验，业务熟练、性格稳定，能比较周全地思考和处理问题，部分发展为专科护士、社区全科护士或护理管理者。①职业特征：希望有机会更新专业知识和技能，对成就和发展的期望减弱，对维持已有地位和成就的愿望增强。②存在的问题：可能由于长期从事同一职业，已找不到工作上新的兴奋点，容易出现职业倦怠。体力、精力与进取心有较大幅度的下降，重心从以事业为中心转移到以家庭、自我为中心。③管理策略：合理用人，扬长避短，尝试帮助更换新工作或提供富有挑战性的工作，激发工作热情。护理人员本人应重新认识工作环境、评估自我，确定工作中的新目标和新挑战，保持积极向上的进取心。

3. 后期阶段　（从业 25 年以上，年龄 55 岁以上）职业生涯接近尾声，面临工作、生活和心理状况的巨大变化，做好从工作中解脱出来的思想和行为准备，最终退出组织。

（1）职业特征　此期的主要特征为希望得到尊重，成为年轻人的良师益友和专业顾问，利用自己的经验继续发挥作用。

（2）存在的问题　体力、学习能力、工作能力等都呈下降趋势，领导地位、专家地位、权力与责任都将随之减弱消失，角色转变是此期要面对的最大问题。

（3）管理策略　帮助顺利适应角色转变，可根据个人具体情况，通过聘用顾问、督导等方式使其继续发挥余热，注意保护她们的职业情感，维护归属感和自我价值。

思考题

1. 简述护理人员排班时应遵循的原则。
2. 实施护理人员招聘的前提是什么？应该如何进行？
3. 你将如何规划自己的职业生涯？
4. 案例分析

案例一：小张、小王、小刘、小李均是医院综合内科的护士，小张是处理医嘱的主班护士，小王是治疗护士，小刘是药疗护士，小李是生活护理护士。她们每隔一段时间就会由护士长安排进行调换岗位。

案例二：某医院脑外科护士长将科室护士分为两组，护士小张和小王任组长，每人带领5名护士为病人提供护理，护士们互相配合完成工作。

问：以上案例分别属于何种护理工作模式？其优缺点是什么？

（雷芬芳）

第六章 | 领 导

学习目标

1. 掌握领导、激励、授权的概念；领导影响力的构成因素；激励在护理管理中应用。

2. 熟悉领导方式理论、管理方格理论、情境领导理论的基本观点；双因素理论的内容、激励的方法与手段；授权的原则、步骤；决策的概念、步骤。

3. 了解其他领导理论、激励理论的基本观点；激励的过程模式；授权的方法；决策的类型。

领导是管理的重要职能之一，是管理活动不可缺少的环节，其功效是在管理过程中为计划、组织及控制等职能提供保证，充分挖掘组织及人员的潜力，保证组织目标的实现。本章将从领导的概念、理论，领导者的激励、授权、决策艺术等方面介绍。

◎ **走进管理——小学教师的示范效应**

一位年轻的教师是某小学三年级的班主任。对于几十位小学生来说，这位班主任扮演着领导者的角色，她必须带领这个班级创造好的成绩。

一件突如其来的事情使她体会到了示范式领导的效果。体育老师向她提供了这样的信息，说她班上的学生早操做得很差。班主任针对此事，在班会上严厉批评了同学们，但是令她意想不到的是，严厉的批评并没有收到什么明显的效果，同学们依然我行我素，做操的态度并没有得到改善。

这位班主任仔细考虑了很久，为什么严厉的批评对同学们不起作用？一天早晨，班主任出现在同学们的面前，同他们一起做早操，老师严肃的态度和较高的做操质量，顿时吸引了广大同学，他们决心要跟班主任进行比赛，因为任何人都不想在班主任面前留下一个不好的印象。

思考：为什么班主任的示范效应解决了几次批评都没有解决的问题？

第一节　领导概述

一、领导的概念

关于领导一词，历来有许多不同的解释。许多学者用主导、指挥、指导、统帅、影响等词汇来表达领导的实质。美国学者罗伯特（Johnnie Roberts）等认为，领导是在某种条件下，经由意见交流的过程所实行出来的一种为了达到某种目标的影响力。目前比较共同的观点认为：领导（leadership）是指在一定的环境条件下，指引或影响所属的组织和人员实现既定目标的过程。领导过程包括三个要素，即领导者、被领导者、客观环境，其中领导者在三要素中起主导作用，但也不能忽视被领导者和客观环境的作用。

人们习惯将领导和管理视为等同。实际上，两者既有共性，又有区别。两者共同点都是在组织内部通过影响他人的活动，实现组织目标的过程。不同的是，管理是由正式组织任命的有强制性权力的行为，是对人、财、物、时间、信息的管理，强调的是通过计划、预算、合理利用各项资源和控制来实现组织目标；领导既可由正式组织任命、也可能是建立在专家权力和模范作用等基础上的行为，主要是对人的领导，强调的是提供方向、影响和增强组织成员的凝聚力，激励与鼓舞人去实现组织目标。

二、领导影响力

（一）领导影响力的类型

影响力（power）是指一个人在与他人交往中，影响和改变他人心理与行为的能力。根据性质和构成要素不同，领导者的影响力分为权力性影响力和非权力性影响力（图6-1）。

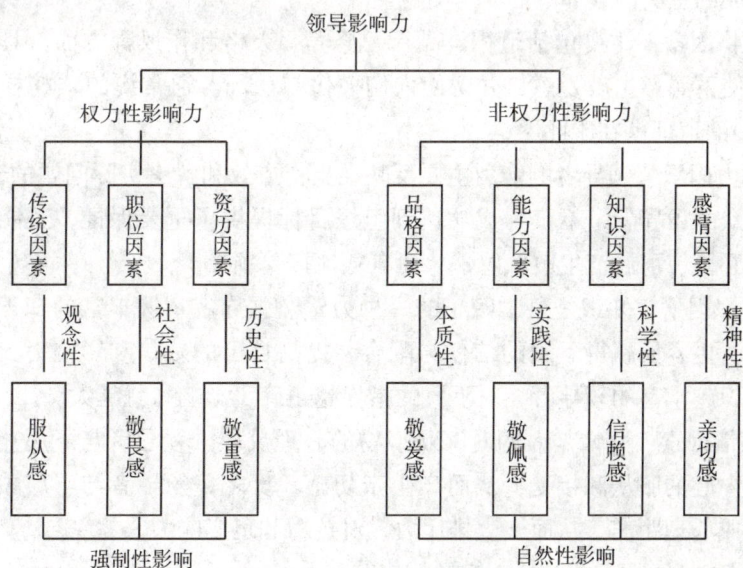

图6-1　领导影响力构成图

1. 权力性影响力　权力性影响力（authority power）是指领导者运用上级授予的权利强制下属服从的一种能力。这类影响力的特点：具有强迫性和不可抗拒性；以外推力的形式发挥作用，对被领导者的激励作用不大，常依靠奖惩等起作用；不稳定，随领导者地位改变而变化。被领导者的心理和行为表现为被动与服从，构成的主要因素如下。

（1）传统因素　几千年的社会生活，下级服从上级、群众服从领导的传统惯例使人们认为领导者比普通人强，有权、有才干，从而产生服从感。这种影响力随着领导者的确立自然形成，不同程度地影响着人们的思想和行为，使领导者的言行增加了影响力。

（2）职位因素　社会组织赋予领导者一定的职位权力，如奖罚权、物资分配权、人事安排权等，这种权力对被领导者形成一种控制力量，从而产生敬畏感。通常来说，领导者的职位越高，权力越大，下属对他的敬畏感就越强，影响力也就越大。如护理部主任要比科护士长的影响力大，科护士长要比护士长的影响力大。

（3）资历因素　资历指领导者的资格和经历，反映领导者过去历史状况。人们对资历较深的领导者往往比资历较浅的领导者产生更强的敬重感，如一位多年从事一线管理工作的资深护士长，产生的影响力比新上任的护士长要大。

因此，若要有效地影响被领导者，仅靠权力性影响力是不行的，还必须运用非权力性影响力。

2. 非权力性影响力　非权力性影响力（non – authority power）指由领导者自身素质和现实行为形成的自然性影响力。这类影响力的特点：具有自然性、非强制性，往往潜移默化地起作用；有较强的内在性，被领导者信服、尊敬，激励作用大；影响力稳定而持久，不随领导者职权地位的改变而变化。被领导者的心理和行为表现为顺从与依赖，构成的主要因素如下。

（1）品格因素　主要包括道德、品行、修养、人格和作风等方面。具有优秀品格的领导者会使下属产生敬爱感，并诱使人们模仿与认同。通常说的"榜样的力量是无穷的"，其中的道理就在于此。

（2）能力因素　领导者的能力主要反映在工作成效和解决实际问题的有效性方面。一个才能出众的领导者，不仅为成功达到组织目标提供了重要保证，还能增强下属达到目标的信心，使下属产生敬佩感，从而自觉地接受领导。

（3）知识因素　知识是科学赋予的一种力量。领导者掌握丰富的知识、具备精湛的业务技术，更容易赢得下属的信任与配合，提高自己的威信和影响力，使下属产生信赖感。知识越丰富的领导者，对下属的指导越正确，影响力就越大。

（4）感情因素　感情是人们对客观事物的心理反应。领导者与下属相处融洽，会使下属发自内心的服从和接受，从而产生亲切感。反之，领导者与下属关系淡漠、紧张，则易造成心理距离，从而产生排斥、对抗力和负影响力。

（二）权力性影响力和非权力性影响力的关系

在领导影响力中，两者既相互关联，又相互渗透。其中，非权力性影响力是充分发挥领导影响力的基础，在领导影响力中起主导作用，制约、影响权力性影响力的发挥，而权力性影响力若能运用得当，同样也能促进非权力性影响力的进一步提升。

三、护理管理中领导者的素质要求

领导者的素质（leader quality）是指领导者在领导活动中应具备的基本条件和内在因素。这些因素的相互作用、相互融合，体现和决定着领导者的才能、领导水平、领导艺术和工作绩效。护理领导者应具备的素质要求包括以下几点。

1. 政治思想素质　政治思想素质是领导者在政治思想和品德作风方面应具备的基本条件，它是领导者素质中最基本、最重要的因素。领导者必须认真学习马克思主义的基本理论以及国家的基本路线和方针政策，有坚定的政治立场和政治信念，坚决拥护并自觉贯彻执行党的路线、方针、政策；有强烈的事业心和高度的责任感，以身作则，言行一致，克己奉公，清正廉洁，谦虚、诚实、公正无私，心胸开阔和具有吃苦耐劳精神。

2. 业务素质　领导者业务素质的高低，直接影响领导工作和领导艺术。领导者应拥有"T"型知识结构，既是精于本专业管理的"专才"，又是博学识广的"通才"。也就是说，护理领导者不仅要具备精深的本专业知识、精湛的护理操作技能，还要具备相关的医学、社会学、心理学等学科的知识，也要掌握管理学、经济学、计算机应用等知识，才能增加护理人员的信任感，提高自己的非权力性影响力，达到有效的领导。

3. 能力素质　能力素质是领导者在工作中各种能力的综合体现。领导者能力素质的高低，决定着领导活动的有效性。护理领导者的能力素质，主要体现在：预测能力、筹划决策能力、组织指挥能力、协调控制能力、应变适应能力、人际交往能力、培养下属能力、激励能力、改革创新能力、综合判断能力、评判思维能力、信息获取能力等。

4. 身体心理素质　领导者一要有良好的身体素质，能够抵抗疾病，适应各种艰苦环境，精力充沛、思路敏捷，以满足不断汲取知识和承担繁重的体力和脑力工作的需要；二要有良好的心理素质，能够自觉进行心理调适，应对各种心理压力，既能经受得住荣誉、地位、利益等各种诱惑的考验，又能经受得住各种挫折的考验，以乐观积极的心态对待工作中的各种困难，以取得良好的领导效果。

第二节　领导理论

一、领导特质理论

20 世纪 40 到 50 年代，早期领导理论学者认为成功领导者具有与生俱来的某些品质或特征，并进行了大量的探索和研究，形成领导特质理论（trait theory）。该理论侧重比较领导者与非领导者、有效领导者与无效领导者的品质差别，试图确定成功领导者应具备的个性特质，以期为选拔领导者和预测领导有效性提供依据。其中较为经典的理论包括以下几种。

（一）吉赛利的领导特质研究

美国心理学家吉赛利（E. Ghiselli）通过对 306 名经理人员研究，在 1971 年出版的《管理才能探索》一书中将领导者的特质归纳为 5 种个性特质、3 种能力特质和 5 种激励特质。

1. 个性特质 自信（自我评价较高）、决断能力（果断性）、适应性（与下属关系亲近）、处理事务的成熟程度（具有的知识技能和经验）、性别（男性或女性）。

2. 能力特质 督察能力（指导别人的能力）、才智（口头表达与文字方面的能力）、首创精神（愿意开拓新方向、创新的愿望）。

3. 激励特质 事业成就的需要、自我实现的需要、工作稳定的需要、权力的需要、对高额金钱报酬的需要。

上述领导特质中，自信、决断能力、适应性、督察能力、才智、事业成就的需要、自我实现的需要、工作稳定的需要最重要。

（二）斯托格笛尔的领导个人因素论

美国俄亥俄州立大学管理学家斯托格笛尔（R. M. Stogdill）在 1948 年发表的《与领导有关的个人因素：文献调查》一书中，总结了领导者的个人特征，包括：①5 种身体特征：精力、外貌、身高、年龄、体重。②2 种社会特征：社会经济地位、学历。③4 种智力特征：果断性、说话流利、知识渊博、判断能力强。④16 种个性特征：适应性、进取心、热心、自信、独立性、外向、机警、支配力、有主见、急性、慢性、见解独到、情绪稳定、作风民主、不随波逐流、智慧。⑤6 种与工作有关的特征：责任感、事业心、毅力、首创性、坚持、对人关心。⑥9 种社交特征：能力、合作、声誉、人际关系、老练程度、正直、诚实、权力的需要、与人共事的技巧。

（三）鲍莫尔的领导品质论

美国经济学家鲍莫尔（W. J. Baumol）提出了领导者应该具备的 10 种品质，包括：合作精神、决策能力、组织能力、精于授权、善于应变、敢于求新、勇于负责、敢担风险、尊重他人、品德高尚。

领导特质理论由于忽略了领导者的活动过程以及被领导者和环境因素的作用，因而有较大的片面性。但该理论强调了良好的个人特质对领导者的重要性，为领导人才的选拔和培养提供了一定的方向。护理领导者若能具备以上领导特质，又能在实践中加以培养，将有利于工作的开展。

二、领导行为理论

20 世纪 40 年代后期至 60 年代中期，学者们将研究的重点转向了领导行为方式的研究。这些研究从领导者的风格和领导方式着手，将领导者的行为划分为不同的类型，分析各类行为对领导有效性的影响，试图探索有效的领导模式，形成了领导行为理论（behavioral theory）。

（一）领导方式理论

德裔美国心理学家库尔特·勒温（Kurt Lewin）最早提出领导方式理论。该理论研究不同的领导风格对下属群体行为的影响，将领导者表现出来的极端行为分为 3 种类型。

1. 独裁式领导 也称专制型领导，是指领导者运用职权制定决策，利用奖罚方法强制下属执行。其特点是：权力定位于领导者，做决策时下属没有任何参与的机会，只有服从和执行。适用于紧急情况下及缺乏决策能力的群体。如救护大批伤病员时，护理领导者迅速指挥护士，要求各自完成抢救、治疗任务，不允许迟疑和拒绝，否则将给予处罚。

2. 民主式领导 是指领导者注重运用个人权力和威信使人服从，靠鼓励和信任使下属积极主动工作。其特点是：权力定位于群体，组织成员能够参与决策、讨论，工作中有一定的自主权。适用于知识、技能比较成熟，能参与决策的群体。如在制定护理技术改革、教学及科研计划时，护理领导者就可采用这种方式。

3. 放任式领导 是指领导者给予每位成员高度的自主权，只对下属提出工作目标，对其完成任务各个阶段的活动不加干涉，除非下属要求，不做主动的指导。其特点是：权力定位于成员，领导很少运用权力。适用于知识、技能成熟，能制定决策、执行任务、自我指挥与控制的少数专业人员。如护理科研的开展与人员开发可采用这种领导方式。

实践证明，以上三种领导方式的选择，需因人、因事、因地、因时而异，领导者应根据不同的情况，灵活地决策。

（二）领导行为四分图理论

1945 年美国俄亥俄州立大学工商企业研究所经大量深入的研究，将主要领导行为归纳为两类，即任务型领导和关心型领导。任务型领导以工作任务为中心，注重利用各种资源实现组织目标。这类领导总是把完成工作任务放在首位，要求下属维持一定水平的工作绩效，强调组织目标的按期实现。关心型领导以人际关系为中心，善于同下属建立相互信任、相互尊重的关系。这类领导重视下属的建议、感受和愿望，主动帮助下属解决问题，并一视同仁。上述两种不同的领导行为，相互结合形成 4 种基本的领导风格，即领导行为四分图（图 6-2）。许多研究发现，高任务高关心人的领导风格，比其他 3 种领导风格更能取得高的工作绩效和工作满足感。

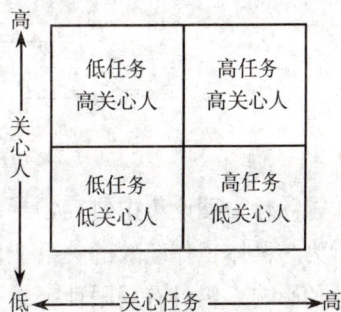

图 6-2 领导行为四分图

（三）管理方格理论

1964 年，美国德克萨斯大学工业心理学家布莱克（Blake）和莫顿（Mouton）在出版的《管理方格》一书中，提出了著名的"管理方格理论"。他们用纵坐标表示对人的关心程度，横坐标表示对生产的关心程度，构造了管理方格图（图6-3）。纵横坐标共组成81个小方格，每一方格代表一种领导风格，其中典型的有以下5种。

1.1型：贫乏型　领导者对人、对工作都不关心，只是以最小的努力来完成必须做的工作及维持人际关系。

9.1型：任务型　领导者高度关心生产和效率，而不关心人，忽视下属的发展和士气。虽然达到一定的工作效率，但下属士气不高。

1.9型：俱乐部型　领导者只关心人而不关心生产，十分注意搞好人际关系，对下属迁就，做老好人，从而维护和谐的组织气氛。

5.5型：中间型　领导者对人和生产有适度的关心，保持工作与满足人们需要的平衡，维持一定的工作效率和士气。

9.9型：协作型　为最理想的领导方式。领导者既关心生产又关心人，通过协调各种活动，促进工作和生产的发展，下属士气旺盛，在和谐的气氛中齐心协力地完成工作任务。

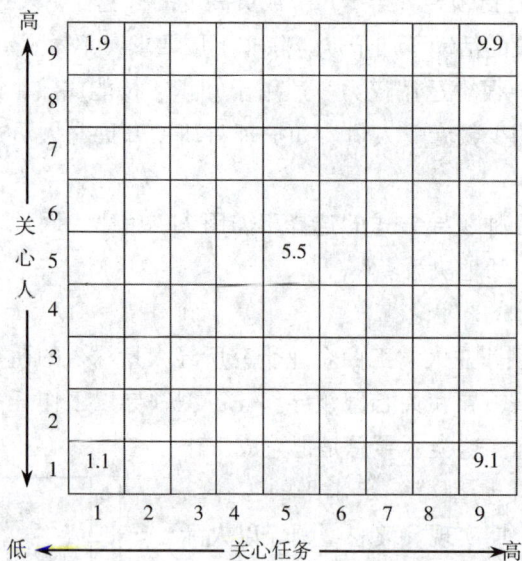

图6-3　管理方格理论模型

领导行为理论集中研究领导者的工作作风、行为对领导有效性的影响，在确定领导行为与群体工作绩效的关系上取得了有限的成功，但由于忽视了环境因素对领导有效性的影响，仍具有局限性。

三、领导权变理论

进入20世纪60年代后，不少学者认为，要找到一个适合于任何组织、任何工作、任何对象的领导特质或领导行为都是不现实的，因为领导有效性是由领导者、被领导者及环境因素等共同决定的，要根据具体情况来确定，这种观点被称为权变理论或情境理论（contingency theory）。以下介绍两种主要的领导权变理论。

（一）权变理论

最早由美国心理学家和管理学家费德勒（Fred E. Fiedler）提出。费德勒认为，任何领导方式都可能有效，关键在于影响领导效果的"情景因素"，主要有以下三种。

1. 领导者与下属的关系 指下属对领导者的信任、喜爱、忠诚和愿意追随的程度，以及领导者对下属的吸引力。若双方高度信任、互相支持，则相互关系好；反之，相互关系差。它是决定领导者在群体中控制力和影响力的主要因素。

2. 任务结构 指下属对工作程序和工作目标明确性的程度。若任务目标明确、程序属常规化、容易理解、有章可循，则任务结构明确性高；反之，任务目标模糊、结构复杂无先例、缺乏标准和程序，则任务结构明确性低或不明确。

3. 职位权力 指赋予领导者的、与职位相关联的正式权力。若领导者对下属的工作任务分配、奖罚和职位升降等有决定权，则职位权力强；反之，职位权力弱。

根据上述三种因素，费德勒将领导者所处的环境分成 8 种类型（表6-1）。其中，三种条件都具备是最有利的环境，三者都不具备是最不利的环境。在最有利和最不利的环境条件下，采用以工作为中心的任务导向型领导方式效果较好；而对处于中间状态的环境，则采用以人为中心的关系导向型领导方式效果较好。

表6-1 费德勒权变理论领导类型与情景变量关系

对领导者的有利性	领导者与下属的关系	任务结构	职位权力	有效领导类型
有利	好	明确	强	任务导向型
	好	明确	弱	任务导向型
	好	不明确	强	任务导向型
中间状态	好	不明确	弱	关系导向型
	差	明确	强	关系导向型
	差	明确	弱	关系导向型
	差	不明确	强	关系导向型
不利	差	不明确	弱	任务导向型

（二）情境领导理论

情境领导理论（situational theory）又称领导生命周期理论，是由管理学家赫尔塞（P. Hersey）和布兰查德（K. Blandchard）提出的。该理论的基本观点是，有效的领导行为应该将工作行为、关系行为与被领导者的成熟度结合起来考虑，当被领导者渐趋成熟时，领导行为要作相应调整，才能取得有效的领导效果。

成熟度是指个体完成某一具体任务的能力和意愿的程度，包括工作成熟度和心理成熟度两个方面。工作成熟度指一个人从事工作所具备的知识和技术水平。工作成熟度越高，独立完成任务的能力就越强，越不需要他人指导。心理成熟度指一个人做某事的意愿和动机。心理成熟度高的个体不需要太多的外力作用，工作自觉性强。工作成熟度和心理成熟度两者结合形成 4 种类型，按其发展过程依次是：不成熟（M_1型）→初步成熟（M_2型）→比较成熟（M_3型）→成熟（M_4型），在实际工作中，采取何种类型的领导方式应根据下属的成熟度而定（图6-4）。

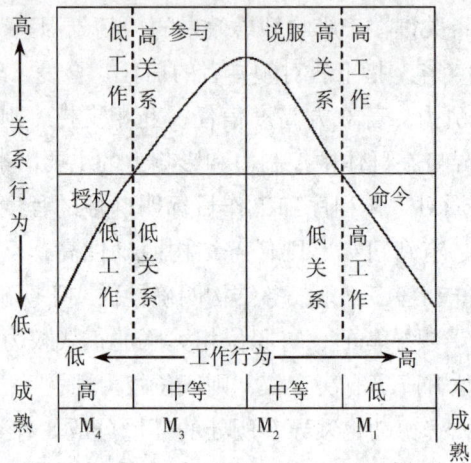

图6-4 领导生命周期曲线

1. 命令型（M1型） 当下属的平均成熟度处于低水平时，他们缺乏接受和承担任务的能力和愿望，既不能胜任又缺乏自信，采取高工作、低关系的命令型领导方式最有效，即给下属进行具体分工并明确命令干什么、如何干和何时干等。如对中专护校毕业2年以内的护士，护士长宜采用此种领导方式。

2. 说服型（M2型） 当下属的成熟度有一定发展时，他们愿意承担任务但缺乏足够的能力，有积极性但尚缺乏工作技巧，采取高工作、高关系的说服型领导方式最有效。在工作环境中不仅布置任务，还要说明任务的意义，并提供必要的指导帮助。如对中专护校毕业3~5年的护士，护士长宜采用此种领导方式。

3. 参与型（M3型） 当下属比较成熟时，他们的工作经验逐渐丰富，可独当一面，但没有足够的动机，采用低工作、高关系的参与型领导方式最有效。对工作任务尽量不做具体指导，由下属自己决定和控制整个工作过程，独立地开展工作，领导者只起监督作用。如对护师等工作人员，护士长宜采用此种领导方式。

4. 授权型（M4型） 当下属高度成熟时，他们不仅具备了独立工作的能力，而且愿意并有充分信心来主动完成任务并承担责任，采取低工作、低关系的授权型领导方式最有效。充分授权下属，放手让下属自己做决定并承担责任，领导者只做宏观控制。如对主管护师以上人员，护士长宜采用此种领导方式。

（雷芬芳）

第三节 激励理论

一、激励概述

（一）激励的概念

激励最初源于拉丁语"movere"，原意是"开始行动"、"活动"。从词义上看，是激发、鼓励的意思。现代管理学认为，激励（motivation）是利用外部诱因调动人的积极性和创造性，引发人的内在动力，朝向所期望的目标前进的心理过程。

对于管理者来说，激励有两方面的内容：一是如何使下属产生有助于实现组织目标的特定动机，并自觉地采取符合组织目标的行为；二是在激发个人某种特定动机的基础上，不断强化这种动机。

（二）激励的作用

美国哈佛大学教授威廉·詹姆士（William James）曾在一篇研究报告中指出：实行计时工资的职工仅发挥其能力的 20% ~ 30%，而在受到充分激励时，可发挥至 80% ~ 90%。也就是说，同一个人在通过激励后发挥的作用相当于激励前的 3 ~ 4 倍。用公式表示为：

$$工作绩效 = f \cdot （工作能力 \times 激励）$$

在工作能力不变的条件下，激励程度越高，产生的工作绩效会越高。工作能力的培养需要一定的时间，而激励是可以通过管理者很快得到的。因此，护理管理者应科学地应用激励，调动护理人员的工作积极性，激发她们的潜力和创造力，最大限度地提高工作绩效。

（三）激励的过程模式

需要是激励的起点和基础。激励的过程就是需要被满足的过程。激励的过程模式为："需要－动机－行为－目标－需要满足"，并通过反馈构成周而复始的动态循环。

（四）激励方式与手段

1. 物质激励 是指通过物质刺激的手段，激发或强化护理人员努力实现组织目标。激励的形式有正激励，如发放工资、奖金、津贴、福利等；负激励，如罚款等。

2. 社会心理激励 是指运用社会心理学方法，刺激护理人员的社会心理需要，努力实现组织目标。激励的主要形式有目标激励、感情激励、尊重激励、参与激励、榜样激励、竞赛（竞争激励）等。如评选优秀护士、劳动模范，召开优秀护士先进事迹报告会属于榜样激励；增强民主管理意识、授权使下属参与决策和管理属于参与激励。

3. 工作激励 常用的有：①工作扩大化，让护理人员同时承担几种或几个岗位的任务。如让一线护士兼任护理教学、护理质量控制任务；让护理人员在不同岗位上轮换等。②工作丰富化，指让下属参与一些具有较高技术或管理含量的工作。如将部分管理工作交给下属，使她们也成为管理者；让护理人员承担一些较高技术的工作，提高工作的技术含量等。

二、激励理论

自 20 世纪 20 ~ 30 年代以来，国外许多管理学家、心理学家和社会学家从不同的角度对怎样激励人的问题进行研究，提出了激励理论。按照研究的侧重点不同，分为以下三类。

（一）内容型激励理论

内容型激励理论（content motivation theory）着重研究激发人们行为动机的各种因素，即"为什么会产生激励"、"什么东西会引发激励"。

1. 马斯洛的需要层次理论　由美国心理学家亚伯拉罕·马斯洛于 1943 年在其代表作《人类动机的理论》一书中提出，认为人的基本需要可以归纳为 5 个层次，从低到高依次是生理需要、安全需要、爱与归属需要、尊重需要、自我实现需要（图 6 - 5）。

（1）需要层次理论的主要观点　①人的行为动机是为了满足他们未满足的需要，未满足的需要激励人的行为；②当某一特定需要最大限度满足时，高一层次的需要就变成主要的激励因素。人的需要由低级向高级过渡，低级需要容易满足，满足了就不再起激励作用；高级需要不易满足，因此具有更长久的激励作用。

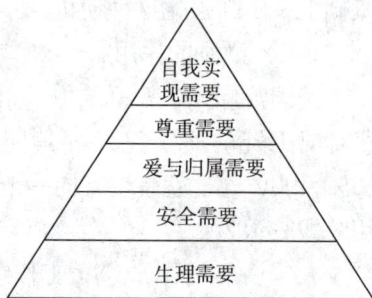

图 6 - 5　马斯洛的需要层次理论

（2）需要层次理论在护理管理中的应用　①及时发现下属的优势需要是实施正确激励的关键。护理人员常见的优势需要有：一是职称较高者，多是科室的业务骨干，工作上的安全性、成就感和被下属尊重是她们的优势需要，可分配挑战性的工作，担任青年护士的导师，参与更高一级工作目标的设计，参加一些高层次的决策会议；二是追求机会者，如合同制护士，大多收入不高，工作不稳定，物资激励是她们的优势需要；三是追求发展者，一般年纪较轻，受过良好的教育，最主要的需要不是获得更高的工资，而是个人发展，在职培训是她们的优势需要。②激励是没有终点的，护理管理者应奉行"连续激励的原则"，使护理人员的潜能得以递进式的发挥。③需要是有序列性和潜在性特点的。需要的序列性表现在应先满足生理、安全等低层次的需要，再满足爱与归属、自我实现等高层次的需要。需要的潜在性表现在有些护士对自己的需要把握并不完全，管理者要善于激发既有利于集体、又有利于个体的潜在需要，从而促进个体和集体的良性发展。

2. 赫兹伯格的双因素理论　又称"激励 - 保健理论"。由美国心理学家弗雷德里克·赫兹伯格于 1966 年在其代表作《工作与人性》一书中提出，主要研究组织中个人和工作的关系问题，即"人们想从工作中得到什么"。

（1）双因素理论的主要观点　该理论认为，影响人行为的因素有两种。①保健因素：是指与人的不满情绪有关的因素。主要包括组织的政策、管理和监督、人际关系、工作条件、薪金、福利待遇、职务地位、工作安全等。当下属得不到这方面的满足时，便会产生不满；但当下属得到这方面满足时，只是消除了不满，并不会调动工作积极性，不会起激励作用。因此又称为"维持因素"。②激励因素：是指与人的满意情绪有关的因素。主要包括工作表现机会、工作带来的愉快、工作上的成就感、工作挑战性、工作中得到的认可与赞美、工作的发展前途、职务上的责任感等。当下属得不到这方面满足时，工作缺乏积极性，但不会产生不满情绪；当下属得到这方面的满足时，会对工作产生浓厚的兴趣，激发很大的工作积极性，起到明显的激励作用。

赫兹伯格认为，传统的满意与不满意的观点是不正确的，满意的对立面应当是没有满意，不满意的对立面应当是没有不满意。这样，双因素理论将员工的态度分为四种：满意与没有满意、没有不满意与不满意（图6-6）。

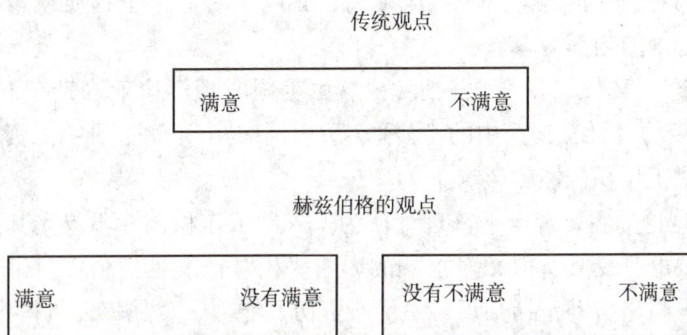

传统观点

满意	不满意

赫兹伯格的观点

满意	没有满意	没有不满意	不满意

图6-6 赫兹伯格的双因素理论与传统观点的比较

（2）双因素理论在护理管理中的应用 ①提供保健因素，积极预防和消除可能产生不满的情绪。如提供工资和安全保障、改善工作环境和条件、建立公平的分配制度、创造良好的组织气氛和对护理人员的监督能被接受等。②重视激励因素，以激发护理人员的工作积极性。如肯定工作成绩、适当的授权、提供学习机会和为护士的成长创造条件等。③注意两方面因素之间的转化作用。保健因素与激励因素不是绝对的，是可以转换的。如奖金分配与工作绩效挂钩，反对"平均主义"，这样多拿奖金的护士会认为是对自己工作的认可，同时能激发更多的护士积极工作，产生激励作用。

（二）过程型激励理论

过程型激励理论（motivation theory of process）试图解释和描述行为的引起、发展、持续以及终止的全过程，主要探讨人们在各种需要因素影响下对自己行为的选择过程。

1. 期望理论 由美国心理学家弗鲁姆（V. H. Vroom）于1964年在其出版的《工作与激励》一书中提出。

（1）期望理论的主要观点 该理论认为，人的动机取决于三个变量：①期望值（Expectancy），指个体对自己的行为和努力能否达到特定结果的主观概率；②关联性（Instrumentality），指个体对于良好工作表现得到相应报酬的可能性，即工作成绩与报酬的关系；③效价（Value），指个体对奖励价值大小的判断，是否能满足自己的需要。激励水平（Motivation）的高低取决于三个变量的乘积，用公式表示为：

$$激励水平 = 期望值 \times 关联性 \times 效价$$

从公式可以看出，高度的期望值、关联性和效价，等于高水平的激励。若三个变量中有一项为零，则激励水平为零。如一名护理人员认为努力能带来业绩，业绩会带来报酬，但如果该报酬不是她所期望的，则不会受到激励去努力。

（2）期望理论在护理管理中的应用　①强调期望行为。让护理人员理解组织期望的行为和评价她们行为的标准。如要求护士参加护理操作培训是一种期望行为，培训成绩必须达到80分以上就是评价标准。②选择适宜的激励手段。要选择护理人员感兴趣、效价高的激励项目或手段，以产生较大的激励作用。如有的护士重视金钱、物质方面的奖励，有的护士更重视领导的称赞和组织的认可等精神方面的鼓励。③强调工作绩效与奖励的一致性。让护理人员知道奖励与工作绩效的关系，什么样的工作结果能得到奖励。同时，在护理人员获得成绩后，必须及时地给予物质或精神奖励，以强化她们被调动起来的内部力量。

2. 公平理论　又称"社会比较理论"。由美国心理学家亚当斯（J. S. Adams）于1965年在其出版的《社会交换中的不公平》一书中提出，侧重研究工资报酬分配的合理性、公平性对工作积极性的影响。

（1）公平理论的主要观点　该理论认为，人的工作积极性不仅受其所得绝对报酬的影响，更重要的是受其所得相对报酬的影响。相对报酬是指个人付出劳动与所得到报酬的比较值。付出劳动包括知识、学历、资历、能力、贡献等；所得报酬包括工资、奖金、晋升、荣誉、地位等。人们比较是否公平的方式有：①横向比较，在同一时间内以自身同其他人比较；②纵向比较，将自己不同时期的付出与报酬比较。付出劳动与所得报酬比较的结果有三种：若为"="时，就会获得公平的感受，会保持工作的积极性和努力程度；若为"<"时，就会感到自己得到过高的收入，会自觉地增加付出；若为">"时，就会获得不公平的感受，会要求增加报酬，或减少工作时间，或消极怠工，甚至辞职。

（2）公平理论在护理管理中的应用　①强调管理公平、报酬公平。应建立一套公平的奖罚制度、工资制度、奖金分配细则，实现量化管理。同时，还应给每一位护士公平的机会，如晋升、培训、工作安排、学历提高和家庭困难等都应公平对待。②在强调"按劳取酬"的基础上，应注意正确的公平心理引导，让护理人员认识到绝对的公平是不存在的，不要盲目或无理攀比，培养奉献精神。③注意公平不是平均主义。个人对组织的贡献大小不同，组织对个人的报酬也应有所区别。

（三）行为改造型激励理论

行为改造型激励理论（behavior modification theory）主要研究如何改造和修正人的行为，使积极行为得以发扬，消极行为予以取消或转变。

1. 强化理论　又称"行为修正理论"。由美国哈佛大学心理学教授斯金纳（B. F. Skinner）于20世纪70年代提出。

（1）强化理论的主要观点　该理论认为，人的行为是由外界环境决定的，外界的强化因素可以塑造行为。当行为的结果有利时，这种行为就会重复出现；当行为的结果不利时，这种行为就会减弱或消失。

根据强化的目的和性质，可分为四种类型。①正强化：是指在要求的行为出现后加以奖酬或肯定，使该行为得到巩固、保持和加强的过程。如某护士工作表现出色予以表扬，就是对工作出色的行为做了正强化。②负强化：是指预先告知某种不符合要求的行为或不良绩效可能引起的后果，使下属行为符合要求的过程。如预先使下属知道迟到要扣奖金，为避免扣奖金而准时上班。③惩罚：是指在坏行为发生后，给予某些不利后果，使该坏行为减少或消除的过程。如工作中出现错误，施以警告、记过、批评、降职等惩罚，目的在于杜绝以后出现类似情况。④自然消退：是指某一行为出现后，不给予任何形式的反馈，久而久之该行为被判无价值而被终止或降低出现可能性的过程。如护士长对于经常打小报告，背后说人坏话的护士，先不予理睬，等待其行为消退，若不奏效，再适当地应用惩罚。以上四种强化类型中，正强化和负强化是增强某种行为的方法，惩罚和自然消退是削弱或减少某种行为的方法。

（2）强化理论在护理管理中的应用　①正强化与惩罚相结合。对正确的行为、有成绩的护理个体或群体，应给予适当的奖励，使其感受到自己的努力与成绩得到了肯定，从而更努力地工作，并能使周围的人学有目标。对不良行为，应酌情给予惩罚，使受罚者吸取教训，使周围的人产生社会心理影响。②以正强化为主，使用科学。负强化、惩罚和自然消退都属于消极的行为改变手段，易使护理人员产生抵触情绪，从长远来讲不利于组织目标的实现。因此，要以正强化为主，引导护士的正性情绪，激励护士的行为朝向组织目标。

2. 归因理论　美国心理学家伯纳德·韦纳（Bernard Weiner）于 1974 年提出，主要研究人们行为活动的因果关系，包括两个方面：一是把行为归因为外界原因还是内部原因；二是人们获得成功或遭受失败的归因倾向。

（1）归因理论的主要观点　该理论认为，任何行为的发生或多或少与人们本身的内部原因或外界原因有关，并将成功与失败归因于四种可能性：能力（稳定的内部因素）、努力（不稳定的内部因素）、任务难度（稳定的外部因素）、机遇（不稳定的外部因素）。

成功与失败的归因，对以后的工作态度和积极性有很大的影响。将成功归因于能力强，会增加个人信心和工作胜任感；将成功归因于个人努力，会激发人的工作积极性；将失败归因于个人能力不足或工作难度太大，会使人产生不胜任感，丧失工作信心；将失败归因于努力不够，会使人产生羞愧从而努力工作。

（2）归因理论在护理管理中的应用　①及时了解护理人员对自身行为的归因情况，掌握态度和行为方向；②引导护理人员将成功归因于自身能力和自己的努力，而不是靠运气或任务难度不大，以增强自信心，调动工作积极性；③引导护理人员将失败归因于机遇不佳或努力不够，可在防止失去信心的同时，鞭策她们为下次更好的完成任务做出最大的努力。

（李建群）

第四节　授　权

◎走进管理——忙碌的张护士长

张玲，护理本科毕业，工作四年就担任了某医院内科病房的护士长。她每天工作非常努力，特别辛苦，不是在帮助主班护士处理医嘱，就是帮助治疗护士静脉输液，或者去修理病房里掉下来的窗帘。看着她忙碌的身影，病房的护士们批评张玲是一名不称职的护士长。

思考：

1. 为什么张护士长那么辛苦护士们还认为她不称职？

2. 张护士长应如何安排自己的工作？

工作中我们常常会看到，有些领导者忙得焦头烂额却事倍功半，有些领导者轻松自如却运筹帷幄，原因之一为授权。合理的授权，可以促使组织成员发挥最佳功能，同时使领导者增加自己的工作时间。

一、授权的概念

授权（delegation）是指在不影响个人原来工作责任的情形下，将自己的某些责任分派给另一个人，并给予执行过程中所需要的职务上的权力。授权的实质是让别人去做原本属于自己的事情，自身仍有监督和最终的责任。授权的全部内涵和奥妙是"做什么？""让谁做？""怎么做得更好？"。如护士长授权办公室护士管理麻醉药品；护士授权实习护生去测量病人的生命体征等。

二、授权的原则

1. 视能授权原则　这是授权最根本的一条原则。授权前，领导者要根据工作任务的性质、难度，充分考虑被授权者的才能和知识水平，将任务授予最合适的人选。一旦发现被授权者不能胜任时，应及时收回授权。

2. 责权对等原则　授权时，领导者要充分交待，使被授权者明确任务目标及权责范围，避免推卸责任。责、权、利的一致性表现在保证下属在其位、谋其政、行其权、尽其责、得其利、罚其过。

3. 授权有度原则　是指领导者授什么权、授多大的权必须有一定的限度，超出这个限度，授出的权要么无效，要么达不到目的。能力高者，承担的责任大些，授予的权限也应大些；能力低者，权限受限，不可盲目机械地硬性授权。

4. 单一逐级原则　所谓"单一"，就是被授权者只能接受一个领导者授予的职责和权力，不能同时接受几个领导者的授权。所谓"逐级"，就是领导者只能对直接下属授权，绝不能越级授权。

5. 相互信赖原则 领导者一旦授之以权，就要充分信任，做到用人不疑。授权是否有效，在很大程度上取决于对下属的信任程度。要充分信任下属，放手让下属工作，避免想授权又不敢授权，授权后又干涉、授权后又收回等情况，这些都是不信任的表现。

6. 适当控制原则 适当控制不是指在授权后不断地检查工作，而是指领导者在依据下属职权范围充分授权的同时，必须对所授之权实施有效的指导、控制和监督，真正做到权力能放、能控、能收。

三、授权的步骤

1. 明确什么工作可以授权 专家认为：主管80%的工作都是可以授权的，他只需做事关组织命运和前途的20%的工作即可。一般情况下，能够授权的有：日常事务性工作、重复性工作、具体业务工作、专业技术性工作、一般性的接待等；应保留的权力有：事关本部门的重大决策权、直接下属和关键部门的人事任免权、危机问题、对下属工作的监督和协调权、直接下属的奖罚权以及上级领导者要求亲自处理的事情。

2. 选择授权者 在用人授权时，领导者应对组织成员的能力和意愿进行分析，并充分考虑被授权者对该项工作的能力和意愿，依此来决定是否授权、如何授权（图6-7）。通常授权对象应具有高尚的职业道德，善于灵活机智地完成任务，有创新能力及集体合作精神，头脑敏锐，精通业务。如护士长授予理论扎实、技能超群且教导有方的护士主管护理教学和培训；授予工作严格认真、责任心强的护士主管护理质量控制；授予思维敏捷、科研意识强的护士分管护理科研等。

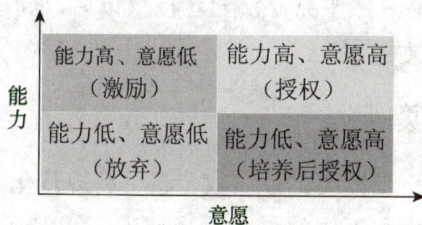

图6-7 决定是否授权图

3. 陈述与布置工作任务 必须向被授权者制定明确无误的任务目标，说明授权的范围和限度，任务截止日期和验收标准，以及期望的成果，目标要尽可能量化，切实可行。

4. 为被授权者排除工作障碍 ①授权前，预先采取相关的防范措施，有技巧地提醒被授权者工作过程中可能遇到的困难，使其有充分的心理准备；②授权时，应充分考虑授权的原则，按原则授权，并帮助建立畅通的沟通渠道，利于反馈；③授权后，需进行必要的控制。

5. 检查与监督 按预先制定的标准对工作进度和结果进行检查与监督，肯定成绩，指出需要改进的地方，并将评价、验收结果与奖罚、晋升、提职、扩大授权等挂钩。

四、授权的方法

1. 充分授权法 领导者将完成任务所必需的组织资源完全交给下属，并允许下属决定行动的方案。此种授权法可极大地发挥下属的积极性、主动性和创造性，并能减轻领导者不必要的工作负担，通常用于工作重要性较低，工作完成效果对全局影响不大的任务。

2. 不充分授权法 实施前，领导者要求下属对该项工作进行深入细致的调查，提出解决问题的全部可能的方案，或提出一整套完整的行动计划，经过授权者的选择审核、统一认识后，批准执行，并将执行中的部分权力授予下属。对于不符合充分授权条件、重要程度较高的工作可采用此法授权。

3. 弹性授权法 领导者面对复杂的工作任务或对下属的能力、水平无充分把握，或环境条件多变时，采用弹性授权法。在运用这种方法时，领导者可以根据实际需要，对授权的范围和时间予以变动。授权变动时，领导者要给予下属合理的解释，以取得理解。

4. 制约授权法 领导者的管理跨度大，任务繁重，精力不足时，将某项任务的授权，分解成两个或若干个部分，分别授权不同的个人或部门，并使之互相制约，可以有效地防止工作中的疏漏。

5. 逐渐授权法 授权前需对下属严格考核，当领导者对下属的品德和才能不完全了解时，就可以逐步授权，先在小范围内授权，根据工作成效逐步扩大，避免失误造成较大的损失。

无论按照何种方法授权，取决于当时的综合情况和工作的急缓程度，这需要领导者因时因地的考虑。但无论何种情况，领导者授权以后，同样要承担最终责任，若下属不能履行职责时，应将权力收回。

五、授权的注意事项

1. 授权规范化 ①将下属需要的职、权、责、利规范化、制度化，既保持相对的稳定，又要根据形势的变化和工作的需要适当调整；②保证授权内容的合理与明确，使下属明白该做什么，不该做什么，在什么时限内完成；③不要授予超越下属能力的权力；④避免重复授权。

2. 选择合适的授权对象，并充分调动其积极性 被授权对象应该在品行方面信得过，有积极热情的态度，敢于付出，敢于承担责任，同时具备真才实学。授权后领导者要引导被授权者树立上下级共同负责的观念，鼓励其大胆用权，充分发挥自己的能动性，积极主动地工作。

3. 保持沟通渠道畅通 授权后要及时监督、指导、反馈下属的工作状况，保证信息传递渠道通畅，使下属明确要求、责任和权力范围，上级能及时得到下属的意见和想法，使工作顺利开展。

4. 积极承担责任 授权不等于推卸责任，在充分信任下属的基础上勇于承担责任，解除下属的后顾之忧，才能让下属放心大胆工作。

第五节 决 策

决策是管理活动的核心，它贯穿于管理过程的每一个环节，其质量的好坏对于管理工作的效率和效果有着不容忽视的影响作用。决策是各级护理领导者最重要的工作之一，决策是否科学及时，直接关系到护理事业的兴衰成败。

一、决策的概念

决策（decision making）是指组织或个人为了解决当前或未来可能发生的问题，从确定行动目标到拟定、论证、选择和实施方案的整个活动过程。这一概念包括三层含义：①决策是一种自觉的有目标的活动；②决策贯穿于管理的整个过程；③决策必然伴随某种行动，是决策者遵循客观规律，与外部环境、内部条件进行某种交互作用的过程。

二、决策的类型

（一）按决策的重要性划分

1. 战略决策　战略决策（strategic decision making）指确定组织的发展方向和长期目标等有关重大问题的决策，具有全局性、长期性与战略性，它是关系到组织生存和发展的根本性决策。常由高层领导者做出，如医院机构改革计划、医院十年发展规划等。

2. 战术决策　战术决策（tactical decision making）指为完成战略决策所规定的目标而制定的，在未来较短的一段时间内的具体行动方案，它是为战略决策服务的，是实现战略决策的手段和环节。常由基层领导者做出，如医院护理质量控制、护理人力资源配置等。

（二）按照决策的主体划分

1. 个人决策　个人决策（individual decision making）是由领导者个人所做的决策，其效果受决策者个人经验、价值观、专业知识、技术及自信心等因素影响。适用于日常事务性决策和程序化决策。

2. 集体决策　集体决策（group decision making）又称团体决策，是由领导者集体或多人通过研究、讨论做出的决策，可以避免个人决策时出现的主观偏见，提高决策的质量。适用于所有决策，尤其是重大问题的决策。

（三）按决策的重复性划分

1. 程序化决策　程序化决策（procedural decision making）又称常规决策，是经常重复出现的例行决策，这种决策可以按既定的程序、模式和标准做出，解决重复性的问题。越是基层领导者，程序化决策所占比重越大。

2. 非程序化决策　非程序化决策（non‑procedural decision making）又称非常规决策，指涉及面广、偶然性大、不定因素多、无先例可循、无既定程序可依的决策，其成败与决策者的经验、学识、创造力有关，也受决策者主观性和随意性影响。如护理领导者遇到突发性抢救事件时，对护理人员的紧急调配。

（四）按决策条件的确定性划分

1. 确定型决策   确定型决策（certain decision making）指决策者可以得到制定决策所需要的全部信息，面临的是稳定可控的环境或条件，每个方案只有一个确定的结果，领导者可以采用最优原则选择出最优方案。这是一种完美理想化的决策。

2. 风险型决策   风险型决策（risk decision making）指决策者对问题的性质有一定的了解，对环境条件、影响因素不能预先确知，每种方案都有风险性，但可凭借知识、经验及查找历史资料推断各种方案结果的概率性。决策者需要周密考虑，并备好多种应对措施，以防可能发生的不测。

3. 不确定型决策   不确定型决策（uncertain decision making）指决策者不能预先确知环境条件、影响因素，对决策方案可能会出现的发展状态及结果的概率性无法估计，成功概率无法衡量的决策。决策者应广泛收集各种信息资料，运用各种方案，灵活应变。

三、决策的原则

1. 信息准确原则   准确、完备的信息是科学决策的基础。决策的正确性、科学性与信息的质量、数量是成正比的。当今社会向信息化发展时，决策者必须在全面正确掌握各类信息后做出决策，切忌"拍脑袋"、"闭门造车"式的决策。

2. 科学可行原则   决策必须是可行的，这是衡量决策正确性的标志。要使决策科学可行，必须充分考虑决策实施的主客观条件、可能出现的变化，并预测决策实施后的影响。决策实施的主客观条件包括两个方面：一是所需要的人、财、物及科学技术等，是决策实施的必要条件；二是所需要的环境条件，包括国内外政治环境、社会公众的心理状态等，是决策实施的影响因素。决策前需要周密评估、审慎论证，切忌片面强调需要、单纯考虑有利因素或不利因素的决策。

3. 对比择优原则   正确的决策，必须建立在对多种方案的对比之上。只有充分比较，权衡各自利弊，才能从中择优。因此，应制定两种以上的方案，以便从多种方案中选择出最优方案。

4. 民主决策原则   为克服决策者在知识和经验方面的局限性，通常采用集体决策，充分发挥集体的聪明才智，集思广益。在集体决策中，要正确处理好集权和分权、集中和民主的关系，充分发扬民主作风，调动决策参与者及执行者的积极性和创造性。

5. 反馈原则   决策运行过程中会出现一些偏差，决策者要动态地追踪决策执行情况，时刻评价与反馈，及时修正决策方案，防止偏倚。

四、决策的步骤

决策是一个全过程的概念，是人们从发现问题到解决问题整个过程中的科学实践活动，通常包括以下 7 个步骤（图 6-8）。

发现问题 → 确立目标 → 拟定方案 → 评估方案 → 选择方案 → 实施方案 → 问题解决

修订目标　补充方案　补充方案　修正方案　反馈

修订目标　检查评价　反馈

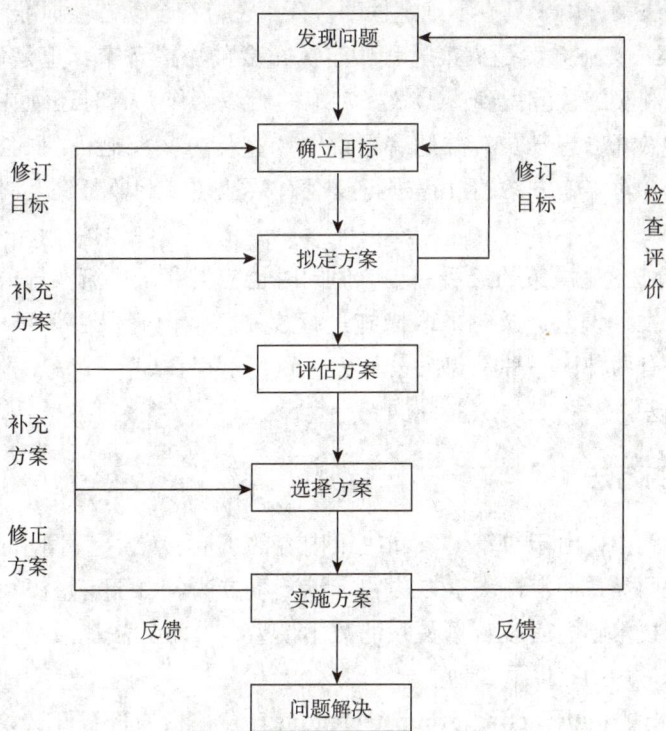

图 6-8　决策的基本步骤

1. 发现问题　发现问题是科学决策的前提，是确定目标的基础。所谓问题，就是指现状与目标之间的差距。决策者在全面调查研究，系统收集信息的基础上发现问题，抓住问题的关键。如某科室护理人员不足，工作繁重，护理质量下降，领导者将目前的护理质量与卫生部、卫生厅要求的标准进行比较。问题的识别，还受组织文化、现有信息和决策者的经验、感知、注意力、情感等影响。

2. 确定目标　目标是决策所要达到的预期结果。明确的目标是有效决策的前提。有效的目标应当含义明确，有责任人和可操作性的指标，并切合实际。

3. 拟定方案　目标明确以后，就应拟定实现目标的各种备选方案。多方案比较是科学决策的基础。常用拟定方案的途径有两条：一是经验，来自决策者的直接经验或他人的间接经验；二是创造，充分发挥创造力，拟定一个独到、新颖、适应未来发展趋势的方法。

4. 评估方案　评估方案是指对方案进行分析或论证，以利决策者挑选最有效、最满意的解决问题的方案。评估的内容有：①方案实施的可行性，包括是否具备实施的条件，准备这些条件需付出的成本等；②方案实施可能带来的影响，包括长期的与短期的、有形的与无形的、好的与坏的等；③方案实施的风险。应权衡比较各种方案，排列优劣顺序，为选择方案做好准备。

5. 选择方案　选择方案是决策的核心。在各备选方案中，经过反复对比、筛选，最后选出一套最优的或最满意的方案，选出的方案应符合全局性、适宜性、经济性标准。对于风险型决策，由于具有不确定性的特征，还应符合动态性标准。

6. 实施方案 实施方案是决策过程中至关重要的一个环节，也是最困难的一步。为确保决策的顺利实施，应做到：①做好实施的组织工作，有时还须在全面推行前进行局部试点；②做好思想动员，并解释、说明和宣传方案实施的目的、意义、原则、方法和要求等；③对实施方案的过程进行及时有效地控制和监督，及时发现问题，纠正偏差。

7. 检查评价 这是决策的最后一步，但同时也应贯穿于决策实施的全过程。通过检查评价，及时发现偏差，及时采取措施进行控制，从而确保决策目标的顺利实现。检查评价的结果有两种，一种是与决策目标一致，不存在偏差；另一种是与决策目标不一致，存在偏差。

五、决策的方法

在决策的实践中，由于决策对象和决策内容的不同，产生了不同的决策方法，归纳起来可以分为两类，即定性决策方法和定量决策方法。由于定量决策方法需要运用数学和其他分析技术建立表现数量关系的数学模型，计算方法比较复杂，下面仅介绍定性决策方法，常用的有以下四种。

1. 互动群体法（interacting group technique） 是指通过召开会议的形式，让成员面对面地相互启发，从而获得决策意见和观点的方法。这种方法最为简单，在日常管理中应用最多。

2. 头脑风暴法（brain storming） 也称思维共振法，由英国心理学家奥斯本（A·F·Osborn）创立，是较常用的集体决策方法。原则是鼓励一切有创见的思想，禁止任何批评。方法是将对解决某一问题感兴趣的人集合在一起，围桌而坐，先由决策者阐明问题，然后群体成员在完全不受约束的情况下畅所欲言，提出尽可能多的方案，不允许任何批评，并记录所有方案，再进行讨论和分析。最适合于比较单一、明确的问题，对于较复杂、因素众多、牵涉面广的问题，则不宜采用此法。

3. 德尔菲法（delphi technique） 又称专家意见法，由美国兰德公司于1969年提出。执行的前提是要求参加决策的成员都是专家或内行，专家之间不得互相讨论。实施步骤：①确定问题，设计解决问题的问卷；②每一专家独立完成第一组问卷；③由领导者收集问卷，整理专家的意见，将结果汇总；④将汇总的结果复制反馈给各位专家；⑤在分析第一轮结果的基础上，再次请专家提出自己的见解；⑥重复④、⑤步骤，直到意见基本一致。适用于重大复杂问题的决策，不用于日常事务的决策。优点：避免面对面的争论以及崇拜权威、服从权威导致抑制创造性思维，能使参与决策者畅所欲言，有利于表达意见和看法，产生有价值的方案。缺点：决策的时间过长，信息处理工作量太大，且不利于直接交流。

4. 名义集体决策法（nominal group technique） 特点是小组成员独立思考，互不通气和协商，小组只是名义上的。实施步骤：①召开群体会议，组织者把要解决的问题告诉参与者；②所有成员独立思考，写出自己的意见；③将想法提交给群体；④

成员按次序逐个公开说明自己的想法，全体成员阐述完之前不做讨论；⑤开始讨论，鼓励对各种想法作出评价；⑥每位成员独立把各种想法排序，综合排序最高的想法就是该次的决策方案。这一方法的优点是鼓励成员独立思考，防止屈从压力。

思考题

1. 勒温的领导方式论将领导行为归纳为哪些类型？各型的特点是什么？

2. 授权时的注意事项有哪些？

3. 决策过程中需要遵循的原则有哪些？

4. 案例分析

某医院骨外科病区，每年护士节前夕，张护士长都会按惯例额外给每一位护士发500元的奖金。但几年下来，张护士长感到这笔奖金正在丧失它应有的作用，因为几乎所有的护士在领取奖金的时候没有任何兴奋的感觉，每个人都像平时领取工资一样自然，并且随后的工作也没有人会因为这500元钱而表现得特别努力。既然这笔护士节奖金起不到预先想象的激励效果，张护士长决定停发，这样做也可以减少科室的开支。但停发的结果却大出所料，科室上下几乎每一个人都在抱怨张护士长的决定，有些护士情绪低落，工作效率受到了不同程度的影响。

请问：（1）用赫兹伯格的双因素理论解释，该案例中的奖金属于哪种因素？

（2）发奖金的时候，护士为什么没人会为此表现得积极主动呢？

（3）如果你是护士长，你会如何处理这笔奖金使其发挥应有的作用。

（雷芬芳）

第七章 | 协 调

学习目标

1. 掌握沟通的形式和有效沟通的技巧；冲突的二维处理方法。
2. 熟悉冲突、协调的概念；沟通的形式和影响因素；协调的原则和具体方法。
3. 了解沟通的概念、作用和过程；冲突的分类；协调的作用。

沟通与协调是进行各方面联系的纽带，是人与人之间、思想和信息之间建立的各种联系，可使矛盾着的各个方面居于统一体中，使系统结构均衡，使管理实施和运行过程顺利。本章将从沟通、冲突和协调等三个方面进行介绍。

◎ **走进管理——催款**

护理人员经常碰到的欠费催款，可能会有以下两种情形。

护士甲：阿婆啊，我都告诉你好几次了，你欠款 2000 多元了，今天无论如何要让你的家人把钱交了，否则我们就停止用药了。

护士乙：阿婆啊，今天是不是感觉好多了？不要心急呀，再配合我们治一个疗程，您就可以出院了。噢，对了，住院处通知我们说您需要再补交住院费，麻烦您通知家人过来交一下。等家人来了，我可以带他去交的。

思考：两种催款方式有什么不同？如何才能建立起和谐的护患关系？

第一节 沟 通

一、沟通的概念与作用

（一）沟通的概念

沟通（communication）是指人与人之间的信息传递、交流、理解，以期获得反应效果的过程。该定义包含了三个要点：一是发送者发出的信息应该完整而准确；二是接受者必须理解这一信息；三是接受者必须愿意以恰当的形式将信息传递的意图付诸行动。有效沟通（effective communication）是指信息发送者发出的信息与接收者得到的信息在意义上是相同一致的。

（二）沟通的作用

沟通是使相互沟通的对象在恰当的时间，将恰当的信息，用恰当的方法传递给恰当的人，从而形成一个迅速、有效和健全的信息传递系统。通过有效的沟通，可以使组织内部的工作更为协调一致，保证整个组织体系统一指挥、统一行动，实现高效率的管理；也可使组织与外部环境更好地配合，适应组织外部环境的变化，增强组织的应变能力，从而保证组织的生存与发展；沟通可以交流思想、倾诉感情、澄清事实，降低管理的模糊性，为科学决策奠定基础；沟通是组织的凝聚剂、催化剂和润滑剂。

二、沟通的要素与过程

（一）沟通的要素

沟通一般由以下7个要素组成。①信息源：即信息的发送者或信息来源。②编码：指信息发送者将信息转化为信息接收者所能接受和理解的某种信号形式，如语言、文字、图表等。③信息：信息发送者通过编码把其意图或原始的资料转换成信息。信息就是所需要沟通的内容。④通道：即信息沟通的渠道或媒介物。⑤信息接受者：即接受信息的人。⑥解码：指信息接受者将接受到的信号翻译成可以理解的形式，即接受者对信息的理解和解释。解码的过程包括接收、译码和理解三个环节。⑦反馈：指信息接受者将理解的信息再返回信息发送者，发送者对反馈的信息加以核实和作出必要的修正，反馈过程即信息沟通的逆过程。

（二）沟通的过程

沟通是一个复杂的过程，可以通过沟通过程模型加以说明（图7-1）。在信息沟通中，还可能存在着各种各样的"噪音"的干扰，使得沟通过程存在着信息的发出失真、接受失真和反馈失真。同时，被编码的信息也受到态度、知识、社会文化背景和沟通技巧等四个条件的影响。

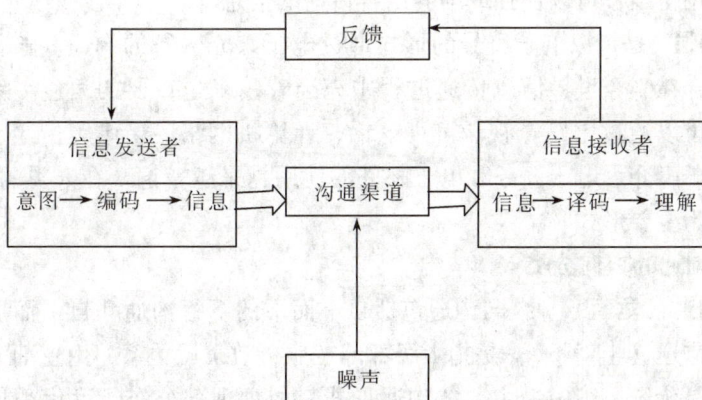

图7-1 沟通过程模型

三、沟通的形式

（一）按沟通的渠道分类

1. 正式沟通　正式沟通（formal communication）是指按照组织正式的层次、结构，通过组织明文规定的渠道进行信息的传递和交流。这种沟通较具约束力，效果也好。如医院中一些重要政策传达、规章制度公布、人事招聘的重大决策出台、定期或不定期的会议制度等。

2. 非正式的沟通　非正式沟通（informal communication）是指在正式沟通渠道之外进行的信息传递和交流，是组织内的非正式团体由于其成员感情、兴趣爱好、相同经历，或精神上的相互需要而形成的。这种沟通不受组织的监督，直截了当，没有压力，如朋友聚会、组织成员私下交换看法、传播的谣言和小道消息等。

在组织内，上述两种沟通是客观存在的，管理人员要正确把握，利用正式沟通，借助非正式沟通。同时，不可过分依赖非正式沟通，防止不负责任的消息蔓延；要及时公开必要的决策信息，驳斥流言，关注组织成员的情绪，听取其意见反映。

（二）按沟通的媒介分类

1. 语言沟通　是指将所说出的话语和书写所使用的文字词句借助于语言进行的沟通，是使用最广泛的一种沟通方式。在管理沟通中，语言沟通的内容主要包括谈话、报告、讨论、讲授、电话交谈等。语言沟通又分为书面语言和口头语言两种。①书面沟通：是指用图、文、字为载体的信息传递。常见的有文字书写的规章、制度、标准、计划、报告、岗位职责、病历、记录等。②口头沟通：是指以口语为媒体的信息传递。常见的有交谈、讨论、电话联系、会议与演讲等，其中以面对面口头沟通最有效。

2. 非语言沟通　是指话语以外所包含的特质，通过姿势、手势、表情、动作、眼神、音调、空间距离等进行的信息传递，往往反映人的真实思想感情。例如笑表示喜欢和高兴、哭表示悲伤、吼表示发怒、点头表示赞许、举手表示注意、正坐表示恭敬。非语言沟通运用得当，可以加强或削弱语言传递的信息。

3. 电子沟通　是指以电子符号的形式通过电子媒介进行的沟通。随着电子技术的发展，电子媒介在当今世界信息传递过程中充当着越来越重要的角色。除了电信和邮政系统外，还可以通过闭路电视、可视电话、计算机网络、录像等传递、保存、处理信息。目前电子媒介、电子商务和电子邮件的使用越来越普遍，在人类的沟通方式中，这种沟通已成为主要形式。

（三）按沟通的方向分类

1. 纵向沟通（垂直）　纵向沟通包括自上而下的下行沟通和自下而上的上行沟通两种。①下行沟通（上对下）：是指上级部门按照行政隶属关系，由上而下地向下级部门的沟通。它是传统组织中最主要的沟通形式。如护理部公布年度优秀护士评选规定等。这种沟通往往带有指令性、权威性和严肃性，容易引起下级的重视。②上行沟通（下对上）：是指下级部门按照行政隶属关系，自下而上地向上级部门的沟通。如病房每日向护理部上报"工作日报表"等。这种沟通带有非命令性、民主性、主动性和积极性，是上级掌握基层动态和下级反映个人意愿的主要手段。

2. 横向沟通（平行）　是指发生在组织内部同级部门或同事之间的信息沟通，以谋求相互的了解和工作上的有效配合。如病区主班护士与治疗班、护理班护士之间的沟通；病房护士长之间的沟通。这种沟通往往带有非命令性和协商性。

3. 斜向沟通（不对等）　是指发生在组织内部的既不属于隶属序列，又不属于同一等级层次之间的信息沟通。斜向沟通的目的是为了加快信息的交流，谋求相互之间必要的合作和支持。如护士长在业务上与医务科、药剂科、检验科、放射科、供应室、总务科等部门的联系沟通。这种沟通更具有主动性和协商性。

四、有效沟通的技巧

沟通是建立人际关系的重要手段，护理管理者如能巧妙地运用沟通技巧，则能起到事半功倍的效果，工作中不仅能获得下属的支持，顺利地开展工作，达到预期的管理目标，而且对提高护理质量和护理服务品质也能起到促进作用。

（一）倾听技巧

1. 倾听技巧的基本要求　①专注：要求精力非常集中地听说话人所讲的内容，并概括、综合所听到的信息。②移情：要求把情感置身于说话者的位置换位思考，努力理解说话者想表达的含义，并从说话者的角度调整自己的所观所感，进而保证自己的解释符合说话者的本意要求。③接受：要求客观地倾听内容而不做判断。积极倾听者应能接受他人所言，把自己的判断推迟到说话者结束话题之后。④对完整性负责：倾听者要千方百计地从沟通中获得说话者所要表达的全部信息。达到这一目标最常用的方法是在倾听内容的同时通过倾听情感、适时提问来确保理解的正确性。

2. 有效倾听的具体方法　①了解谈话内容、背景及尚未发表的意见，尝试了解谈话人内心世界的真实想法，以对方的立场来探讨谈话的内容；②用表情或点头激励对方发言，尽可能不打断话题或显得不耐烦；③听"弦外之音"和体会对方情感；④最后发表看法，言辞要缓和；⑤多用疑问语来澄清混淆的谈话内容；⑥不质问对方，不教训下属；⑦不离题太远；⑧结束话题后再进行讨论，并做出判断，不用敷衍的态度和模棱两可的语言表达；⑨情绪上不过于激动；⑩安排较充分和完整的交谈时间等。

（二）谈话的技巧

1. 谈话的类型及作用　谈话是管理者必备的素质和基本功。谈话的类型包括指示性、汇报性、劝导性、讨论性、请示性谈话等。谈话的作用有：①监督作用，可获得工作进展情况，实质是一种经常性的监督；②指示作用，以谈话形式传达上级指示和管理者意图；③参与作用，使管理者处于参与的位置；④了解作用，通过谈话了解说话者的心理与品质，做出正确的判断。

2. 谈话的技巧

（1）做好谈话计划　谈话计划包括：①确立谈话主题、时间和地点安排；②选定合适的邀请方式；③了解被邀谈话者的性格、态度、气质、经历、文化；④预测被邀谈话者对此次谈话的可能反应。

（2）善于激发下级谈话的愿望 注意态度、方式、语调等。专制作风易促使下级谎报情况，使掌握的情况缺乏真实性。开诚布公，坦率谈话使被管理者愿意谈出自己的内心愿望。

（3）掌握发问技巧，善于抓住重要问题 首先要为发问创造良好的气氛，建立彼此间的融洽关系；其次要多提开放性、引导性的问题，尽量避免提出诱导性、歧视性的问题。善于将谈话内容集中在主要内容及急于解决的问题上。

（4）善于表达对谈话的兴趣和热情 双方谈话中及时的适当反馈，使谈话更融洽深入。谈话中可用表情、姿势、插语、鼓励等表示热情和有兴趣。

（5）善于克制自己，掌握评论分寸 谈话中如说话者在客观上指责领导时，领导应保持冷静、清醒，不要过多的讲话，应多听取意见。不急于发表评论性意见，尤忌损害下级自尊的评语，否则会导致谈话气氛紧张。结论意见表达应谨慎、客观。

（6）善于对付谈话中的停顿 一种停顿是下级要观察对其谈话的反应，这时应插话，鼓励继续谈话内容；另一种停顿是思维中断引起，领导可采用"反响提问法"引出原来的谈话内容。

（三）组织会议的技巧

有效沟通的技巧除在个人之间进行外，还有集体的交流，如会议。常见的会议种类有工作汇报会、专题讨论会、员工座谈会等。护理管理中常见的会议有：由护理部定期主持召开的护士长会议；护士长定期主持召开的病区护理人员会议、病人及陪人会议等。要使会议达到预期的效果，应把握以下几个环节。

1. 做好会议的计划工作 包括明确会议目的、时间、地点、参加人员、讨论内容、议程、预测可能出现的问题及对策等。如果会议内容是讨论计划或汇报情况，应提前通知有关人员准备好讨论稿或汇报材料，留出足够的准备时间。

2. 善于主持会议 具体地说要把握 4 个要点。

（1）紧扣议题 会议开始时，主持者要简明扼要地说明会议目的、议题、议程、估计用时和要求，以便使与会者迅速将注意力集中到会议上来。开场白限于 1 分钟左右，讲话要简短、明快、充满信息，指出会议的重要性和迫切性，提示达成决议将产生的影响，估量会议的价值，表明相信大家通力合作会议定能成功。

（2）激发思维 主持者在会议上的讲话要有针对性，语言要风趣、幽默、生动有力，激发与会者的思维，唤起她们的联想，产生共鸣。

（3）引导合作 分歧的讨论或争论是产生成熟见解的基础。但是，主持者应强调合作，不强调分歧，应利用各种机会指出集体智慧大于个人智慧，一个好的方案的产生离不开合作。

（4）恪守时间 保证准时开会、准时散会，这是主持人的威信、魄力和责任所在。

3. 做好会议的组织协调 会议的组织协调要遵循目的明确、应变及时、决策果断以及灵活性的原则。

4. 做好会议总结与会后工作 会议结束时，应尽量做出结论与解释。会后应做好：①整理会议记录或纪要；②报道会议消息，宣传会议精神；③对会议的执行情况进行监督与检查。

五、影响沟通的因素

在沟通过程中，无论任何环节出现故障，都有可能导致信息歪曲、偏差，使沟通达不到预期目的，严重时甚至可能使沟通过程中断。影响沟通的因素主要表现在以下 3 个方面。

（一）信息发出者障碍

1. 信息编码不准确　信息发出者措辞不当，如使用难懂或信息接收者不熟悉的语言，或信息含义不明确的文字。例如使用医学术语告诉病人"Bid 服药"。

2. 信息表达模糊　信息发送者在发送信息时口齿不清、语无伦次、词不达意、字体模糊、这样都会使信息失真，使接受者无法准确理解所传递的真实信息。

3. 信息传送不全　信息发出者有时为了缩短时间，使信息变得模糊不清。如护士长传达上级会议精神时，只传达对自己有用的或有兴趣的信息，不能全面传达并使大家理解上级的真正意图。

4. 信息传递不适时　信息发出者忽视了信息沟通中时间的意义，信息传递过早或过晚，均会影响沟通效果。如会议时间通知过早，容易忘记；安排护士加班或调班通知过晚，以致护士缺乏准备而使服从有困难。

5. 言行不一致　信息发送者在发送信息时，语言符号和体态语言应保持一致，如手势、面部表情、体态等，否则会使人感到困惑不解。

（二）传递渠道障碍

1. 沟通渠道选择不当　信息的发送者应根据信息和信息接收者的特点选择沟通渠道。例如有些重要的事情用口头传达，效果不佳，接收者可能不重视。

2. 沟通渠道过长　沟通渠道过长，中间环节多，信息在传递过程中发生改变，甚至颠倒。如上级精神层层传达，传达到基层时会丢失很多。

3. 几种媒介互相冲突　例如有时口头传达的精神与文件不符，造成矛盾。

4. 不合理的组织结构　当一个组织的结构设置不合理，管理层次过多，信息传递程序及通路规定模糊，命令不统一，会导致信息沟通效率低下。

（三）信息接受者障碍

1. 信息过度加工　接受者在信息交流过程中，有时会按照自己的主观意愿，对信息进行"过滤"或"添加"，导致信息失真。

2. 信息译码不准确　由于接受者年龄、教育、文化背景、认知水平、价值标准和思维方式上的差异，或者由于对信息发出者的编码、语言不熟悉，有可能误解信息，甚至理解的截然相反。

3. 拒绝接受信息　有时接收者由于某种原因，对信息拒绝接受。有时因类似信息受到过伤害或情感体验，拒绝甚至抵制信息。

六、有效沟通的策略

(一) 上行沟通

上行沟通要遵循的三个原则：①明确自己的职责，它是上行沟通的前提，这样才能够领会上级对自己的要求，清楚上行沟通的内容；②传递上级当前最需要的信息，应当在最短的时间内让上级明白想要知道的信息；③了解上级的性格和偏好，采取适当的沟通方式，有的上级习惯当面沟通，有的上级习惯书面的文字或表格式的报告，应根据上级习惯灵活地选择。

(二) 与同事沟通

护理管理者与性格、个性有差异的同事沟通，应根据不同的性格区别对待。常见的性格类型及沟通策略有以下几种。

1. 对待推卸责任者　请他协助做任何工作时，目标必须明确，时间内容等要求要讲清楚，甚至写下来，以此为据。如果她们试图推脱责任，要温和的坚持，以达成原定目标。

2. 对待过度竞争型　对自己的工作要时时加以记录，包括当时的想法和创意，作为书面留存，必要时提供给领导参考。看开一点，鼓励她们跟自己竞争，把竞争的注意力向外发展，而非留在内部。

3. 对待怨人尤人型　人们之所以抱怨是因为在意事情的发展，如果此事与你负责的有关，应立即响应和积极改善，否则听听就算了。在做可能涉及到她们的决定前先征询意见，将她们的注意力引导到解决问题上。

4. 对待支配狂型　了解她们对工作的要求水准，让她们知道你是可以信赖的。询问她们事情最糟的状况是什么，告诉她们事情不会像想象的那么糟。

5. 对待争执型　与有棱角的同事合作，争执是难免的，管理者要考虑他是怎么解决问题而不是怎么获胜。要学会忍受，学会喜欢那些有棱角的人，学习她们的优点，使自己变成一个成熟的人。

(三) 医患沟通

在医疗工作中，由于医护人员的态度、语言不当会对病人的心理和自尊心造成伤害，甚至引发病人对医疗行为更加抵触和挑衅，导致医患双方的对立情绪，更严重的导致医患纠纷。而这些都是通过医务工作者和病人的合理沟通可以避免的。

作好医患沟通要把握以下环节。①沟通时间：院前沟通、入院时沟通、入院3天内沟通、住院期间沟通、出院时沟通。②沟通内容：诊疗方案、诊疗过程、诊疗转归、饮食、用药、护理措施、功能锻炼等。③沟通方式：床旁沟通、分级沟通、集中沟通、出院访视。④沟通技巧：适合沟通对象、保证沟通效果的方法和技巧。⑤沟通记录：每次沟通应记录，记录的内容有沟通的时间、地点，参加的医护人员及病人或家属姓名，以及沟通的实际内容、沟通效果，在记录的结尾处应要求病人或家属写下意见并签名。⑥沟通评价：医患沟通作为病程记录中常规项目，应纳入医院医疗质量考核体系。

总而言之，管理者若想和上级领导、同事以及病人之间保持融洽的关系和良好的沟通，必须遵守三个原则：一是找到共同的利益基础，二是以诚待人，三是要尊重所有的人。对管理者来说，有效沟通不容忽视，这是因为任何绝妙的想法、富有创见的建议和优秀的计划不经沟通都无法得到实施。

第二节 冲 突

一、冲突概述

（一）冲突的概念

冲突（conflict）是指组织群体内部个体与个体之间、个体与群体之间在目标、情感和认识上存在的互不相容、互相排斥的一种心理上或行为上矛盾的表现形式。这一概念包括三层含义：①必须有对立的两个方面，缺一不可；②为取得有限的资源（财产、地位、权利、工作、时间、信息等）而发生的阻挠行为；③只有当问题被感觉时，才构成真正的冲突。

（二）冲突观的变迁

1. 传统观点 19世纪末到20世纪40年代中期，传统观点在冲突观点中占优势地位，它代表了大多数人的态度。这种观点认为：所有的冲突都是不良的、消极的、有害的，具有破坏性，冲突的结果必然带来暴力、破坏，应该尽可能避免冲突，管理者有责任在组织中清除冲突。

2. 人际关系观点 20世纪40年代末至70年代中叶，人际关系观点在冲突观点中占统治地位。这种观点认为：对于所有组织来说，冲突都是与生俱来的，是组织中自然发生的现象，是不可避免的，有时处理得当也会对组织工作有益，组织应该接纳冲突的存在并使之合理化。

3. 相互作用观点 这是最新型的冲突观点，认为冲突对组织生存是有利的，一定水平的冲突能使组织保持团体活力、自我反省力和创造力；冲突使人们认识到改革变化的必要性，使毫无生气的组织充满活力。所以相互作用观点不仅仅是接纳冲突，甚至是鼓励冲突。管理者应将冲突维持在一种较低水平，从而使组织保持旺盛的生命力，善于不断创新和自我批评。

（三）冲突的分类

1. 根据冲突对组织的影响，可分为建设性冲突和非建设性冲突

（1）建设性冲突 是指冲突双方目标一致，由于手段（方法、途径）或认识不同而产生的冲突，对小组的工作绩效有积极的建设意义。

（2）非建设性冲突 是指冲突各方目标不同造成的冲突，往往属于对抗性冲突，对组织或小组的工作绩效具有消极的破坏性意义。

2. 根据冲突双方主体的不同，可分为人际冲突、群体冲突和组织间冲突

（1）人际冲突是指个人与个人之间发生的冲突，即由于个人之间生活背景、教育、年龄、文化、价值观、态度和行为方式等的差异，或者双方潜在利益的对立，而导致的一种对抗性相互交往方式。如护理管理者与护士之间的冲突，护士与护士之间的冲突。

（2）群体冲突是指两个或两个以上的群体之间的冲突。多是由于有限资源的争夺，价值观和利益的不一致，所承担角色的不同，群体的需要没有获得正当的满足，以及职责规定不清等所引起的冲突。如医院的临床科室与医技科室、后勤保障部门间的冲突。

（3）组织间冲突是指两个或两个以上的组织之间的冲突。为了生存和发展，任何组织必须与其他组织之间进行物质、能量、信息的交流，在交流过程中，经常会由于目标、利益的不一致而发生各种各样的冲突。如各个医院之间由于竞争而造成的冲突。

二、冲突过程

（一）潜在对立阶段

双方潜在对立是可能产生冲突条件的酝酿阶段。这个阶段出现的情形并不一定导致冲突的发生，但却是冲突发生的必要条件和引起冲突的原因。产生冲突的原因可从三个方面进行分析。

1. 沟通因素　沟通不良是引起冲突的原因之一。主要来自于：①语言表达困难、使用不当等引起的彼此误解或沟通过程中的干扰。②沟通中的时间因素。研究表明：过多或过少的沟通都会导致冲突的产生。

2. 结构因素　引起冲突的结构因素有多层含义，包括团体规模的大小，组织成员工作的专门化程度、权限的明确程度、目标的一致性，领导风格、组织奖惩制度等。研究表明：团体规模越大，成员的工作越细，引起冲突的可能性就越大；成员年轻以及人员流动性大的团体，发生冲突的潜在性大；组织中各部门的目标越多，分歧的可能性越大，冲突的潜在性就越大。在奖惩制度方面，如果奖励方法不公平，惩罚不一视同仁，也必然会引起冲突。

3. 个人因素　主要包括人的价值观以及性格方面的差异。高权威性、过于独断等性格容易引发冲突。由于人的价值观之间的差异，就可导致偏见、意见分歧、个人不公平感等，从而引发冲突。

（二）认知与个人介入阶段

随着各种潜在冲突条件的酝酿和发展，引起挫折并被人知觉，冲突便产生。一方面，这里必须强调知觉的必要性，即冲突双方至少有一方知觉到冲突前提的存在。另一方面，只有知觉并不表示个人已介入冲突中，还需有情绪的卷入，如人们确实体验到焦虑、紧张或挫折感。

（三）行为阶段

随着个人情绪的介入，当一个人采取行动以达到个人目标时，便进入冲突行为阶段。在这个阶段，冲突表现为外显的对抗形式，具体包括：温和间接的语言对抗，直接的攻击，失去控制的抗争或暴力等。一般而言，一旦冲突表面化，双方会寻找各种方法处理冲突。

（四）结果阶段

当冲突发展到外显对抗阶段后，就会产生一些结果。如果这些结果促进组织目标实现，属建设性；如果阻碍组织实现目标，降低组织效绩，属非建设性或破坏性。

三、医患冲突

医患冲突是医患双方在诊疗护理过程中，为了自身利益，对某些医疗行为、方法、态度及后果等存在认识、理解上的分歧，以致侵犯对方合法权益的行为。引起医患冲突的核心问题是利益冲突，主要有以下表现。

（1）医疗改革对中低收入阶层享受医疗保健服务承受能力估计不足。尽管国家采取了一系列措施实施社会人群的卫生保健，解决群众的看病问题（如降低部分药品的价格），但仍存在医疗成本居高不下、原医疗机构公益性和福利性宗旨消失、居民收入差别大，中低收入阶层对高额医疗费用无力承担等矛盾。

（2）疗效和患方的期望值反差大。病人和其亲属认为"既然自己出了钱，就希望得到应有的服务"。当较大经济付出未能得到自己期盼的"理想"医疗效果时，病人心态不平衡，这种利益冲突就会爆发出来。

（3）医患双方维权意识不断增强，患方强调保护自己的隐私权、知情同意权，而医方也需要全面了解病史、正确把握病症。医患间戒备心理严重。

（4）医疗卫生改革是一个渐进过程，目前医疗保障制度建设相对滞后，医院不能及时、有效地化解矛盾，使医患冲突更加复杂化。

对卫生服务需求的不断增长与卫生资源不足之间存在的差异性导致了医患冲突表现的必然性。解决这些冲突的基本措施包括：国家关于医疗卫生保障制度和配套措施的建立健全，加大国家卫生经费的投入力度、缩小卫生资源分配的城乡差别，强化医务人员的服务意识、增强医患沟通等。

四、冲突的处理

（一）冲突的处理方法

1. 二维模式解决冲突 美国的行为科学家托马斯（K. Thomas）提出了二维模式。托马斯认为冲突发生后，处理冲突应从两方面因素进行考虑权衡：即关系自己和关心他人。关心自己指冲突发生后某一方坚持满足自己需要的程度即坚持性；关心他人指冲突发生后一方愿意满足对方需要的程度，即合作性。根据双方在坚持性与合作性两方面的倾向程度，可产生五种处理冲突的模式解决冲突（图7-2）。

（1）强制 这种解决方式指的是冲突一方一切以满足自身利益为出发点，不考虑给对方所造成的任何后果和影响，甚至不惜损人利己。

（2）合作 这种解决方式指的是冲突各方都愿意在满足对方利益的共同前提下，通过协商寻求对双方都有利的解决方案，最大限度地扩大合作利益，既考虑了自己的利益，又考虑了对方的利益。

（3）回避　这种解决方式指的是一方可能意识到了冲突的存在，希望逃避或抑制冲突，采取一种不合作也不维护自身利益的退缩或压抑的方式，即既不合作也不坚持的一种策略。

（4）迁就　这种解决方式指的是冲突发生时，一方将维持双方合作关系放在第一位，做出一定程度的自我牺牲，将满足对方需要放在高于自己利益的位置上，以保持和谐关系。

（5）妥协　这种解决方式指的是各方都必须以放弃部分利益为前提，在一定程度上满足对方的部分需要，以便在一定程度上满足双方的部分需要。此时双方都付出一定代价，但也都得到部分利益补偿。

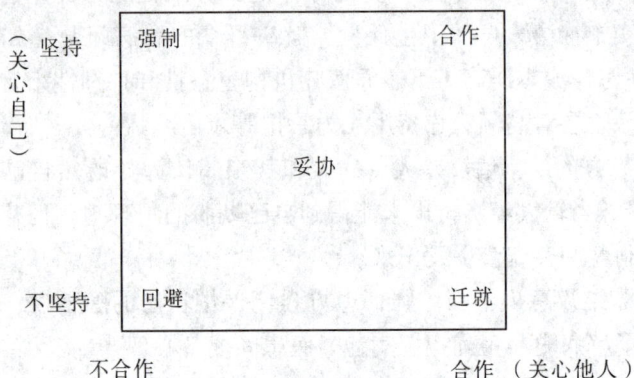

图 7-2　处理冲突的模式

2. 谈判或行政干预解决冲突的方法

（1）谈判解决　当冲突发生时，由冲突双方各派代表通过谈判的方式来解决问题，其目标是在尽量维护自己利益的同时，将双方关系保持在最佳水平。通过谈判，或相互交涉，彼此提出条件，阐明各自的观点和意见，与双方共同商讨解决方案。谈判解决的结果是双赢策略。

（2）仲裁解决　冲突双方经协商仍无效，可以邀请具有一定影响力且彼此信任或合法的局外第三者或较高层次的主管人员调停解决，进行仲裁，使冲突得到处理。仲裁者要具有权威性，秉公办事，铁面无私，不偏不倚。

（3）行政干预　当采取上述方法仍不能达成一致时，事态发展严重，可由冲突双方共同的上级运用其正式权力的权威按规章制度提出相关处理办法，通过发出强制性行政命令，强制命令冲突双方执行。这种方式虽不能真正解决问题，但是可以阻断冲突进一步升级。

（二）护理管理者处理组织冲突的策略

护理管理人员在工作中经常要面对很多冲突。管理者要正确认识冲突的性质，一方面积极引导建设性冲突，保持组织的生命力；另一方面，要及时处理非建设性冲突，避免这类冲突给组织带来不利影响，保证管理的有效性。护理管理者处理冲突时一般应注意以下几点。

1. 树立正确的冲突观 应充分认识到：①组织中的冲突是不可避免的；②并不是所有的冲突都是破坏性的，存在一定程度的分歧在某种程度上是有利的。

2. 正确处理组织冲突的策略 ①让护士自己解决她们之间的冲突。在护士之间发生冲突时，管理者应帮助她们了解彼此沟通的必要性，同时让她们知道你信任她们解决分歧的能力。②亲自处理护士之间的冲突时，有两点需要记住：一是信任，二是合理。首先，要创造一个解决问题的气氛，在倾听当事人陈述时，要随时把自己看作是一个客观的观察者，而不是一个家长或仲裁者。其次，在整个过程中不要批评或否认人的正常感情，如生气、激动、害怕等。最后，在陈述自己的看法时随时确认自己没有偏向一边，重点放在如何保持冲突双方的关系。③对待长期抱怨者：确认本部门内的长期抱怨者，找出抱怨的原因并着手解决。因为长期抱怨会造成组织内工作气氛的不协调，给整个工作环境带来不利影响，是发生冲突的潜在原因之一。

（三）护理管理者处理护患冲突的策略

1. 培养护理人员良好的职业道德，转变服务观念 良好的职业道德和敬业精神是每一名护理人员应具有的职业素质。要求护理人员树立"以人为本，以病人为中心"的思想，规范护士行为，提高病人的满意度，增强病人对护理人员的信任和理解。

2. 加强责任心，提高护理技术水平，增强与病人的沟通 指导护理人员勤于思考与观察，不断提高护理技术水平，正确执行医嘱，严格遵守各项护理操作规程，耐心听取病人的主诉，热情、真诚的与病人沟通，尊重病人的权利，重视沟通技巧，根据病情和对象采取不同的沟通方式，杜绝差错事故的发生。

3. 学习法律法规，增强法律意识 指导护理人员在工作中严格遵守护理操作规范，遵守医疗卫生管理法律、行政法规，保障医疗安全，创造和谐的医患关系。

第三节 协 调

一、协调的概念和作用

（一）协调的概念

协调（coordination），就是协商、调和之意。管理中的协调是指管理者通过协商、调节的方式，使组织同环境，组织内部各部门、各环节、各人员间互相配合，协同一致，高效率地实现管理目标的行为过程。

（二）协调的作用

1. 有利于发挥管理系统的整体功能 管理组织是由管理者、被管理者和作用对象三个要素结合而成的有机整体。当管理者与被管理者之间、组织内部各成员之间关系融洽和谐，并且能与作用对象相适应时，管理者就能紧密团结被管理者，协调统一，齐心协力地为实现目标而努力。相反，如果关系紧张，各种力量就会相互抵消，整个管理活动处于无序状态，从而使得管理系统的整体功能大大降低。因此，通过运用协调职能，消除管理系统各要素间的矛盾、摩擦和冲突，维持组织内部各要素间的良好协作关系，有利于充分发挥管理系统的整体功能。

2. 有利于减少内耗，提高组织效益 有效协调可以使组织活动的各种相关因素相互补充、相互配合、相互促进，可以免除工作中的推诿和重复，减少摩擦和冲突，调动各方面的积极性，从而减少人、财、物和时间的浪费，达到减少内耗，提高组织效益的目的。

3. 有利于增强组织的凝聚力 要发挥组织成员的积极性，则要在工作中及时发现各种矛盾，加强信息沟通，积极进行民主协商，调整各方面利益，缩小或者消除各方分歧，增进彼此间的理解，进而增强组织的凝聚力。

二、协调的原则与要求

（一）协调的原则

1. 目标一致原则 它是协调的首要原则，也是协调的实质所在。管理目标是工作的方向，因此协调目标必须围绕管理目标来进行。只有围绕这一目标，把各方面力量组织起来，使个人目标与组织目标协调一致，管理目标得以实现，协调才能成为现实。否则，协调将会毫无意义。

2. 整体性原则 在协调的过程中，无论是协调主体还是协调对象，都必须树立整体与全局观念，在确保组织和整体利益的前提下，再考虑个人和局部的利益。当出现利益矛盾时，要做到个人利益服从组织利益、局部利益服从整体利益。

3. 利益一致原则 协调、平衡好利益关系是协调工作的重要基础。其中物质利益是最主要、最基本的利益关系。领导者公平合理地分配，这是减少矛盾和解决矛盾的重要条件。

4. 求同原则 凡是处于组织内的事物，必然在它们之间有相同的地方。正是这种"同"，才把它们凝聚在一起，使它们相互合作、相互联系、相互支持，也才能使组织这个系统协作运转。协调中的求同原则，是指求大同、存小异。

5. 原则性与灵活性相结合 原则性，即坚持组织目标、计划、制度等，这是组织进行业务活动的准则和保证协调工作的依据。灵活性，即指在不违反原则的前提下，进行协调工作，比如求同存异，妥协让步，折衷变通等。协调时，必须原则性与灵活性相互结合，相互统一。

（二）协调的基本要求

1. 及时协调与连续协调相结合 管理者要及时发现和解决各种矛盾和问题。这样既可以减少工作中的损失，不使各方面之间的矛盾激化，也便于问题的解决。协调是一个动态的过程，须注意其连续性。在协调中，管理者做到防微杜渐是至关重要的。

2. 从根本上解决问题 管理者必须深入到问题的内部，找出产生问题的根源，对症下药。这样，才能从根本上解决矛盾，使问题一个个减少，而不是此消彼长。

3. 调动当事者的积极性 协调是为了解决问题，消除隔阂，推动工作。因此，能否调动起当事者的积极性，是协调成功与否的一个检验标准。

4. 公平合理 公平是减少矛盾和解决矛盾的重要条件，合理是各种要素配置达到科学化、最优化的基本要求。管理者在协调时要努力做到公平合理。

5. 相互尊重 协调的实质是处理人际关系，而处理人际关系需要互相尊重，互相关心。管理者应尊重下属的人格，尊重下属的首创精神，谦虚有礼，平等相待，善于调动她们工作的积极性。

三、协调的具体方法

1. 目标协调 是指通过下达目标，统一人们的思想，调节人们的行动，求得整个组织工作协调的一种方法。目标的制定必须明确、具体、可行，规定相应的约束条件，同时通过各种措施使之成为全体成员的共同愿望。只有在统一认识的基础上自觉行动，才能有效地达到协调的目的。

2. 组织协调 是指通过组织系统，利用行政方法直接干预和协调组织的各个环节和方面，使整个组织工作保持良好秩序的一种协调方法。组织协调是以权力为保障的，采用协商的方法与组织成员心平气和地坐到一起来商量解决问题，防止和避免单纯运用权威带来的弊端。

3. 经济协调 是指通过经济利益使组织或个人的行为朝向实现目标的方向发展的一种协调方法。其作用机制是利益诱导，通过运用工资、奖金、福利等经济手段，以及规定相应的经济合同、经济责任，从物质利益上处理各种关系，调动各方面的积极性。

4. 法纪协调 是指通过法律、法规或规章制度的制定和执行，来约束和规范组织或个人的行为。一般来讲，规章制度是协调活动的重要手段，也是协调所依据的准则。规章制度的制定要明确具体，执行要严格有力，不徇私情，体现出法纪的真正权威性。

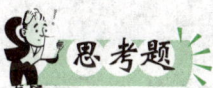

思考题

1. 简述沟通要素与基本过程。
2. 护理管理者如何运用谈话技巧进行有效沟通？
3. 作为一名护士该如何倾听病人对医患纠纷的申诉？
4. 协调的方法有几种？如何运用？

（谭　琼）

第八章 | 控　制

学习目标

1. 掌握控制的概念；区分按手段划分的三种控制类型；控制的基本原则。
2. 熟悉控制的基本过程；护理管理中常见的控制关键点；护理缺陷控制的策略。
3. 了解风险管理、缺陷控制、成本控制的基本概念及其在护理工作中的运用。

控制是管理工作的基本职能之一，是管理过程的最后一个环节。管理的其他职能包括计划、组织、人员管理、领导都有控制组织向既定目标运行的含义。管理者在控制过程中，要对各项组织活动进行检查监督，防止出现偏差，或者及时纠正偏差，以保证顺利实现组织目标。

◎ **走进管理——扁鹊的医术**

魏文王问名医扁鹊说："你们家兄弟三人，都精于医术，到底哪一位最好呢？"

扁鹊答说："长兄最好，中兄次之，我最差。"

魏文王再问："那为什么你最出名呢？"

扁鹊答说："我长兄治病，是治病于病情发作之前。由于一般人不知道他事先能铲除病因，所以他的名气无法传出去，只有我们家的人才知道。我中兄治病，是治病于病情初起之时。一般人认为他只能治轻微的小病，所以他的名气只及于本乡里。而我扁鹊治病，是治病于病情严重之时。一般人都看到我在经脉上穿针管来放血、在皮肤上敷药等大手术，所以以为我的医术高明，名气因此响遍全国。"

魏文王说："你说得好极了。"

思考：为什么扁鹊最出名而他自己和魏文王却都认为医术是最差呢？

第一节　控制概述

一、控制的概念

控制是"控制论"中的一个基本概念。控制论是 1948 年由美国生物学家、数学家诺伯特·维纳（Norbert Wiener）创立的，它是研究各种系统控制和调节的一般规律的科学。从管理学的角度来说，控制（controlling）是指管理人员为保证下属的执行结果与计划相一致，对执行过程中出现的偏差采取纠正措施，以便实现预期目标和计划的管理活动。这一概念包括三层含义：①控制是一个过程；②控制是通过监督和纠正偏差来实现的；③控制的目的是保证实现组织目标。

二、控制的意义

（一）控制是实现组织目标的重要保障

在管理活动中所制定的计划和目标是针对未来的，但内外环境和条件都在不断发生变化，由于管理者自身经验、知识、技能、素质等限制，制定计划和目标时不可能十分全面、准确；计划在执行中也会不断出现改变，甚至发生难以预料的情况。实行控制可以监督、检查计划的进行，及时发现偏差并分析产生的原因，准确纠正偏差；或修正计划、目标；或重新制定新的控制标准来保证顺利实现组织目标。管理的最终目的，就是为了实现组织目标。因此，为了达成组织目标，实现全程控制是非常必要的。

（二）控制在管理的基本职能中起关键作用

在管理的五个基本职能（计划、组织、人员配备、领导、控制）中，控制是有效管理循环中的最后一环，具有监视各项活动，保证组织计划与实际运行状况动态适应的管理职能。它与计划、组织、领导职能紧密结合，不仅是计划实施的保证，同时也能维持管理活动中其他职能的正确活动，而且在必要时可以改变其他职能的运行，并且组织成员工作成效评价的有效性也与控制工作的质量直接相关。因此，控制在管理的五项职能中起关键作用。

三、控制的分类

（一）按控制的手段划分

1. 直接控制　直接控制（direct control）是指被管理者（被控对象）直接从管理者那里接受控制信息，或者说是管理者直接向被控对象发出控制信息，并加以适当的指导、监督、约束被控对象行为的一种控制形式。如护理部主任向护士长下达指令，直接约束护士长的行为，就是典型的直接控制。

2. 间接控制　间接控制（indirect control）是指被控对象不是直接从管理者那里接受控制指令，而是从管理者制定的制度、政策、规则等规定中接受控制信息，进行自我调节、自我控制的一种控制形式。在护理活动中，护理管理者和各级护士间主要依靠各种规章制度、护理常规、操作流程及各种方针、政策等来指导并约束护理人员的思想和行为，所以护理管理以间接控制为主。这种控制有利于提高控制效率，使管理者超脱大量琐碎事务之外，集中精力应对那些涉及全局的关键性问题和难以预料到的例外情况。

（二）按控制的作用环节划分

1. 前馈控制　前馈控制（feedforward control）也称预先控制，是指在活动开始之前就对结果进行认真的估计、分析、预测，并采取相应的防范措施，使可能出现的偏差在事先就得以制止的控制方法。管理人员运用所获的最新信息，包括上一个控制循环中所产生的经验教训，反复预测可能出现的结果，并与计划要求相比较，必要时调整计划或控制影响，以确保计划目标实现。它克服了反馈控制因时间差造成损失的缺点，成为一种主动的、积极地、预防式的控制。在护理管理中，前馈控制称基础质量控制，如急救物品完好率、预防护理差错事故预案等。

2. 过程控制　过程控制（process control）也称同期控制、环节质量控制，是指在工作运行过程中，为了很好地完成计划目标，对正在进行的各种工作活动给予检查、指导、监督和纠正的控制方法。它有监督和指导两项主要职能。监督职能是指管理者按照预定的标准检查正在进行的工作，来保证实现组织目标。指导职能是指管理者针对工作中出现的问题，根据相关的标准和自己的经验来指导被管理者改进工作，或与其共同分析原因，采取纠偏措施，使其能正确完成规定的工作任务。它是基层管理者采用的一种重要的控制方法，如护士长检查护士规章制度的落实情况、医嘱执行情况、护理文书书写情况等，均属于过程控制。

3. 反馈控制　反馈控制（feedback control）也称后馈控制、终末质量控制，是指工作结束或行为发生之后，对计划的执行结果与控制标准进行比较，找出偏差，分析原因和对未来的影响，采取措施防止偏差发展或继续存在的控制方法。由于管理活动中的所有信息都可直接影响控制的结果，故反馈控制要求信息应及时、准确、灵敏。这种控制的致命缺陷在于控制发生在整个行动结束后，对出现的偏差已难以补偿，实际上是一种"亡羊补牢"，其作用只能是防止继续发展或作为改进下一次行动的依据。如护理部每月的病人满意度、一级护理合格率、压疮发生率、差错发生率分析等，均属于反馈控制。

此外，按控制活动的性质，分为预防性控制和更正性控制；按控制业务范围，分为生产控制、质量控制、成本控制和资金控制；按控制的方式，分为正式组织控制、群体控制和自我控制等。控制的分类不是绝对的，有时一种控制可能同时属于几种类型。如制定各种护理技术操作规程和护理常规，属于预防性控制，也是间接控制，更是前馈控制。

四、控制的原则

（一）与计划一致原则

计划是实现控制的依据，控制的本身也需要计划。控制的目的是要对实施的计划活动进行衡量、评价，及时发现偏差，采取纠正措施，确保如期实现计划和目标。计划制定得越详细、越明确、越可行，控制也就越容易执行。

（二）客观控制原则

控制的主体是人，任何优秀的管理者也难免受到主、客观因素的影响。客观控制要做到：①克服两种心理，一种是优先效应，一种是晕轮效应。优先效应是指"第一印象"效应，将第一印象看得更加重要，乃至影响以后对此人或事的评价；晕轮效应是指以点带面效应，也就是以人或事的一点而赞成或否认其全部。如人们常说的"情人眼里出西施"即属于晕轮效应。②建立客观、精确、恰当、有效的标准。控制的标准有定性或定量标准，但都必须是可考核和测定的。

（三）控制关键点原则

在控制工作中，管理者不可能做到面面俱到，因为各部分、各环节、各因素在实现计划目标总的作用是不一样的，如果管理者关注每一个细节，既浪费时间、精力，还会出现"抓了芝麻丢了西瓜"的现象。因此，应重点注意那些薄弱环节和对工作目标影响大的关键环节。

（四）灵活控制原则

在执行控制过程中，管理者有时会发现原定计划本身存在问题，如果继续执行计划，会造成重大损失或严重后果，这就需要使用控制的灵活性，及时修正计划，甚至重新确定目标，使计划符合客观实际。需注意，灵活控制的原则仅适用于计划实施异常时，不适用于计划施行正常的情况下。

（五）及时控制原则

及时控制体现在两个方面，一是能及时将行动与计划进行比较，及时发现偏差；二是一旦发现偏差，能及时采取纠偏措施，避免事态恶化。及时发现偏差往往需要及时获取信息，并迅速报告。为了提高控制的效率，还需要从多种方案中选择最好的、满意的方案进行及时控制，如适当调整工作计划、人员配备等。

第二节　控制的基本过程

控制是管理的基本职能之一，它本身就是一个过程，贯穿于管理活动的始终，具有一定的程序性，无论在什么组织中，也无论控制的对象是什么，其基本过程均包括了三个步骤（图8-1）。

一、建立标准

标准（standards）是指评定实际工作或预想工作的测量单位或具体尺度。标准是控制的基础，确立标准是控制的首要环节。这一过程包括以下3项工作。

（一）确定控制对象

确立标准，首先应明确控制的对象是什么。管理者对影响组织目标实现的所有因素进行控制是不现实的，也是不经济的。控制对象通常为对组织目标实现有重大影响的因素，常见的有：环境特点及其发展趋势、资源投入和活动过程。在这些因素中，哪些是控制的重点要根据具体情况而定。如对于工作成果较难衡量、工作过程难以标准化及程序化的高层管理活动，工作者的素质和技能是主要的控制对象；对于工作方法或程序较明确，工作方法或程序与预期工作成果关系较确定的常规性工作，工作过程则是主要的控制对象。

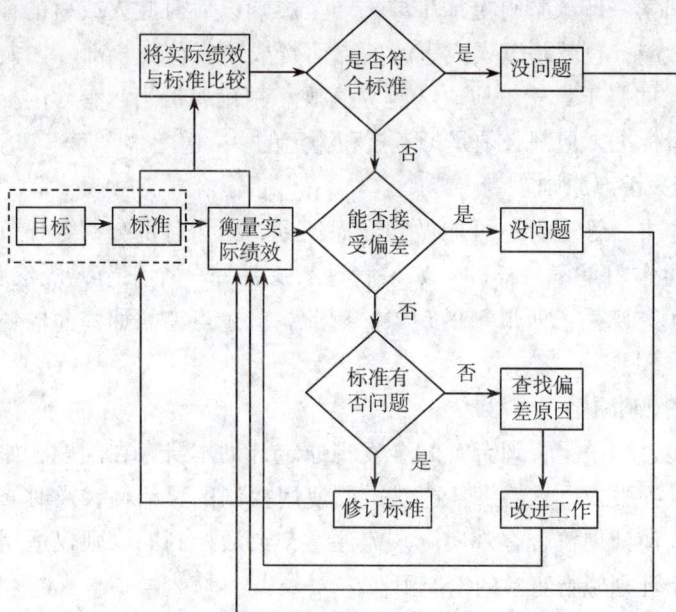

图 8-1 控制的基本过程

(二) 确定控制的关键点

良好的控制效果来源于控制关键点的正确。确定时通常要考虑 3 个方面：①影响整个工作过程的关键事项；②在出现重大损失前显示出差异的关键事项；③能反映组织主要绩效水平，在时间和空间上分布均衡的关键事项。在护理管理中，常见的控制关键点有：①制度：消毒隔离、查对、抢救、安全管理等制度。②护士：护理骨干、新上岗的护士、进修护士、实习护士以及近期遭遇重大生活事件的护士等。③病人：疑难危重病人、新入院病人、手术后病人、接受特殊检查和治疗的病人、有自杀倾向的病人。④器材设备和药品：特殊耗材、监护仪器设备、急救器材与药品等。⑤部门：急诊科、手术室、供应室、监护室、产婴室、血液透析室等。⑥时间：交接班时间、节假日、午间、夜间、工作繁忙时。

(三) 分解目标，确立控制标准

将计划中的目标分解为一系列具体可操作的控制标准，是确立标准的关键环节。标准的类型很多，可以是定量的，也可以是定性的。一般情况下，标准应尽量数字化和定量化，使标准便于考核，具有可操作性。如病室温湿度标准是定量标准。实在量化不了的或不宜量化的，要提出易操作的定性标准。如对病人的服务态度、病人对实施整体护理的满意度等，要提出便于操作的定性标准。

护理管理中常用的控制标准如下。①行为标准：是指对护理人员规定的言行标准。如医德医风、服务用语、行为规范、仪表要求等。②质量标准：是指保证护理工作符合各种质量因素的标准，或是服务方面需达到的标准。如一级护理合格标准、消毒灭菌合格标准等。③时间标准：是指完成一定数量的护理操作或做好某一项护理工作所限定的时间。如护理操作中铺备用床的时间标准为 7 分钟。④程序标准：是指根据操作过程制定的流程标准。如口腔护理、吸痰等护理操作流程等。⑤消耗标准：是指根据服务或工作过程计算出来的消耗。如护理人员进行晨间护理所消耗的时数、材料的核算。

二、衡量绩效

衡量绩效是指用确定的标准衡量执行情况，把实际绩效与标准进行比较，对工作做出客观评价，以便从中发现偏差，并分析偏差产生的原因。这一过程可包括以下 2 项工作。

（一）衡量实际绩效

对于衡量实际绩效而言，最重要的问题是如何及时收集各种可靠、实用的信息，并将其及时传递给负责某项工作并且有权采取相关纠正措施的管理者手中。因此，在衡量工作中，确定衡量的内容以及选择衡量的方法是两大核心问题。

1. 衡量的内容　事实上，衡量的内容在管理者制定标准时就已经确定，即根据控制标准对照实际工作中与之相对应的要素。管理者应对决定实际工作好坏重要特征的所有要素进行衡量，避免只衡量那些易于测量的项目。例如衡量护理程序执行情况，可按照护理程序五个步骤要求的标准从护理病历中查找记录；衡量护士行为，可按照岗位职责要求的内容和标准通过观察护士的执行情况获得信息等。

2. 衡量的方法　衡量的方法较多，常用的有以下几种。①观察：通过管理者的亲自观察、交谈，可获得真实而全面的信息，但易受时间、精力的限制。对基层工作人员进行绩效控制时尤为重要，如观察护理人员操作熟练程度、临床危重病人护理效果等。②报表和报告：是通过书面资料来了解工作情况的常用方法，此方法可节约管理者的时间。获取的信息是否全面有赖于报表和报告的质量。③抽样调查：从全部调查对象中抽取部分样本进行调查。④召开会议：通过各部门主管汇报工作及遇到的问题，有助于管理者了解各部门工作情况，也有助于加强各部门间的协作和沟通。⑤现象推断：对一些无法直接衡量的工作，可通过某些现象来推断。

在选取上述方法衡量实际绩效的同时，为保证所获取信息的有效性，还要注意以下几个方面：①信息的准确性，即所获取的信息能客观地反映事实，这是对信息最基本的要求；②信息的及时性，即信息的加工，检索和传递要及时，过分拖延的信息将会使衡量工作失去意义，从而影响整个控制工作的进行；③信息的可靠性，即要求信息在准确性的基础上还要保证其完整性，不因遗漏重要信息而造成误导；④适用性，即应根据不同管理部门的不同要求提供不同种类、范围、内容、详细程度、精确性的信息。

（二）将实际绩效与标准进行比较

衡量实际绩效的结果是获得了工作实际进行情况的信息，接下来就是分析衡量工作的结果了，即将实际绩效与标准进行比较。比较的结果有两种可能，一种是符合标准，不存在偏差，另一种是不符合标准，存在偏差。实际上并非与标准不符合的结果都被归结为偏差，往往有一个与标准稍有出入的活动范围。一般情况下，工作结果只要在这个范围内就不认为是出现了偏差。如护理技术操作合格率控制范围是 90% ~ 95%，低于 90% 则不能接受。

若出现的偏差为标准不能接受，则表明出现了偏差。对于出现的偏差，需要找出问题的主要环节，这时可以用标准是否存在问题来衡量，出现的结果也有两种可能：一是如果标准不存在问题，则一定是执行中出现了问题，二是标准本身存在问题。

若不是由于标准本身存在问题而出现的偏差，还有必要进一步分析偏差产生的原因，可从以下三个方面入手：第一，从管理者和被管理者自身查找。如制订的目标是否切合实际，规章制度是否完善，组织工作是否合理，管理人员是否合格，设备和技术条件是否完备等；第二，从控制系统外部环境中去查找，看外部环境与预期的条件有什么变化，变化到何种程度，对内部因素的影响是什么等；第三，在分析内外因素的基础上找到主要原因，提出切实可行的纠正措施。

三、纠正偏差

纠正偏差是控制工作的关键环节。根据上述偏差出现的两种可能，即计划执行中出现了问题和标准本身存在问题，纠正偏差的管理行动可以通过改进工作绩效或修订标准来实现。

（一）改进工作

若分析衡量的结果表明，计划和标准均是切合实际的，问题出在工作本身，此时应采取纠正行动来改进工作。这种纠正行动可以是组织中的任何管理活动，如管理方法的调整，组织结构的变动，附加的补救措施，人事方面的调整等。

按照行动效果的不同，可以把改进工作的行动分为两大类：立即纠正行动和彻底纠正行动。前者是指发现问题后马上采取行动，力求以最快的速度纠正偏差，避免造成更大的损失，行动讲究结果的时效性；后者是指发现问题后通过对问题本质的分析，挖掘问题的根源，即弄清是如何产生的，为什么会产生，然后再从产生偏差的地方入手，力求永久性地清除偏差。可以说前者重点纠正的是偏差的结果，而后者重点纠正的是偏差的原因。在控制工作中，管理者应灵活地综合运用这两种行动方式。特别注意不应满足于"救火式"的立即纠正行动，而应从原因出发，采取彻底纠正行动，杜绝偏差的再度发生。

（二）修订标准

在某些情况下，偏差还有可能来自不切实际的标准。标准过高或过低，即使其他因素都发挥正常也难以避免偏差。发生的原因可能是由于当初计划工作的失误，也可能是因为计划的某些重要条件发生了改变等。如发现标准不切实际，管理者可以修订标准。但是管理者在做出修订标准的决定时，一定要非常谨慎，防止被用做为不佳的工作绩效开脱。管理者应从控制的目的出发，仔细分析，确认标准的确不符合控制的要求时，才能做出修正的决定。不切实际的标准会给组织带来不利的影响，过高的实现不了的标准会影响组织成员的士气，而过低的轻易就能实现的标准又容易导致组织成员的懈怠情绪。

第三节　控制在护理管理中的应用

控制工作是管理的基本职能之一，它贯穿于护理管理工作的始终。在护理管理中，对护理风险、护理成本、护理质量、护理缺陷等实施全方位的控制尤为重要。本节主要介绍护理风险管理、护理缺陷管理与护理成本控制，护理质量控制将在第九章介绍。

一、护理风险管理

（一）护理风险管理的相关概念

1. 风险　也称"危机"（risk），通常被认为是"损失"或"潜在损失"。有的学者把它定义为"人类无法把握与不能确定的事故发生所导致损失的不确定性"；也有的学者认为"风险是活动或事件消极的、人们不希望的后果发生的潜在可能性"。它具有客观性、随机性、相对性和不确定性的特点。

2. 风险管理　威廉姆斯（C. Arthur Williams Jr）和汉斯（Richard M. Heins）认为"风险管理是通过对风险的识别、衡量与控制，以最低的成本使风险所致的各种损失降到最低限度的管理方法。"目前认为，风险管理（risk management）是指通过识别风险、衡量风险和分析风险，从而有效控制风险，用最经济的方法来综合处理风险，以实现最佳安全生产保障的科学管理方法。风险管理不仅包括预测和预防事故及灾害的发生、人机系统的管理等这些安全管理所包含的内容，而且还延伸到了保险、投资，甚至政治风险领域。

3. 护理风险　护理风险（nursing risk）是指在护理过程中不安全因素直接或间接导致病人死亡或伤残后果的可能性，除具有一般风险的特性外，还具有风险水平高、风险不确定性、风险复杂性、风险后果严重等特性。

4. 护理风险管理　护理风险管理（nursing risk management）是指对现有和潜在的护理风险的识别、评估、评价和处理，有组织、系统地消除或减少护理风险事件的发生，减少风险对病人和医院的危害及经济损失，以最低成本实现最大安全保障的科学管理方法。

（二）护理风险管理的意义

1. 直接关系到病人的安全　护理风险与护理安全是两个并存的概念，呈因果关系，即护理风险系数较低，护理安全系数就较高；反之，护理安全系数就降低。通过有效的护理风险管理，可以降低医疗护理活动中的风险系数，保障病人的安全。

2. 直接影响医院的社会效益和经济效益　护理风险管理不力，可延长病程，增加治疗护理难度，使物资消耗增加，病人经济负担加重；同时，对医院而言，还会提高医疗护理成本，甚至付出额外的经济赔偿，使医院的社会形象受到损害、社会效益和经济效益受到影响。

3. 直接影响医务人员的安全　做好护理风险管理，不但保障了病人的身心安全，还保障了医务人员自身的健康与安全。如医疗场所的各种废弃物、放射线、剧毒药物、消毒制剂、化学试剂等物质污染，无形地会对医务人员的健康构成危害，护理风险管理会涉及这些内容的管理。

4. 直接影响医院和医务人员执业风险 在医疗护理活动中如果医疗机构和医务人员因风险意识不强、管理不力而发生医疗事故和纠纷，医院及医务人员将承担风险，包括经济风险、法律风险、人身风险等。

（三）护理风险发生的常见原因

护理风险发生的常见原因有以下几点。①人员素质因素：护理人员的语言、行为不当或过失，工作缺乏责任心等。②技术因素：护理人员技术水平低下，缺乏临床经验，相互配合不协调等。③管理因素：组织管理、人力资源管理、设备、环境、安全管理等方面带来的直接或间接影响。④环境因素：院内感染、环境污染（包括废弃物、剧毒药物、消毒剂、放射线等）等。⑤病人因素：所患疾病的危险、复杂性，或病人期望值高等。⑥药物因素：用错药、无效用药、药物配伍不当、药物质量问题致病程延长甚至危及生命。⑦医疗设备、器械因素：医疗设备性能不良、规格不配套，医疗物资供应不及时、数量不足、质量低劣等。

（四）护理风险管理的程序

1. 护理风险的识别 风险识别是护理风险管理的第一步，其主要任务是分析、识别护理操作过程中可能出现的风险因素。常用的识别技术有以下几种。①临床历年数据的回顾性研究：通过历年护理部护理质控记录（包括护理质量查房和行政查房记录、差错登记、会议记录、病人满意度调查记录等）、医务科及医院办公室的相关记录，对近年发生的临床护理缺陷、纠纷/投诉及违纪事件进行分析。②工作流程图法：包括综合流程图及高风险部分的详细流程图。

2. 护理风险衡量与评估 指在识别了可能出现的风险后对各类风险发生的频率和可能造成损失的程度进行评估；并从整体上计算出风险事件发生后，医院潜在损失的大小。一般运用概率论和数理统计方法来完成。

3. 护理风险的处理 风险处理是护理风险管理的核心内容，是在风险识别、风险评估基础上采取的应对风险事件的措施。主要包括风险预防与风险处置两方面内容。

（1）风险预防 即采取积极措施预防风险事件的发生，如通过护理风险教育、风险监控和管理，增强护理人员的风险意识和责任意识，加强设备的维护意识等。

（2）风险处置 包括风险滞留和风险转移两种方式。①风险滞留又称风险承担，是指将风险责任保留在医院内部，由医院自身承担风险，对于风险发生频度不高、预计赔偿额在医院支付能力之内时可采用这种对策；②风险转移是将风险责任转移给其他机构，是最常见的风险处理方式，如购买医疗风险保险等，将风险转移给保险公司，提高医院或医务人员的经济赔偿能力。

4. 护理风险管理效果评价 风险管理效益的高低，主要以能否用最小的成本取得最大的安全保障来衡量，可采用效益比值进行评价，即采取方案而减少的风险损失费除以采取方案而处理风险所支付的费用。若比值小于1，则该项风险处理方案不可取，若比值大于1，则该项风险处理方案可取。

（五）护理风险管理的策略

1. 建立健全风险管理组织，实施以预防为主的安全管理理念 成立护理风险管理委员会、专职护理风险管理人员、科室护理风险管理小组 3 个层面的管理组织，切实做好三级护理风险管理，建立风险信息网络，及时发现护理安全隐患，把护理不安全事件的消极处理变为发生前的积极预防，是保证安全管理的重要策略。

2. 制定完善风险管理制度，对病人安全实施持续的监控 建立完善的护理风险预警制度和信息网络，抓好安全管理关键环节，对护理风险实现前瞻性管理和全程动态管理，将风险隐患消灭在萌芽中。

3. 构建安全文化，全面提升护理服务质量 安全文化是为了将职员、管理人员、顾客、供给人员及一般公众暴露于危险或有可能造成伤害的条件降低到最低限度的目的，而建立起来的规范、任务、态度和习惯的集合。1998 年英国心理学家 Reason 首次提出高风险行业安全文化的 5 个特征：即信息通畅、随时警惕、公正、灵活、不断学习。将安全文化理念运用于护理风险管理中，在日常工作中着力培养和影响护士对安全护理的信念和态度，以促进安全护理行为的养成。

4. 持续护理教育培训，提高风险防范意识与能力 护理风险管理的核心在于提高护理人员素质，对在职护士进行持续护理教育与风险意识的培训，将已发生的风险事件作为最好的风险教育素材，向职工进行风险意识教育，吸取教训，防患于未然。医院应从职业道德和法律意识入手，加强风险防范与化解的教育，提高护士的法律意识及防范护理风险的能力，减少组织内部人为因素引发的护理风险事件。

5. 建立新型的护患关系，提高病人满意度 建立良好的护患关系和护理风险预告制度，维护病人知情同意权，并实施签字认可制度，使护患双方共同承担起生命和健康的风险，建立抵御风险的共同体，提高病人满意度。

6. 建立安全的医护服务系统，确保病人安全 绝大多数医疗护理缺陷并不是孤立的，是众多环节因素中的某个或几个发生改变所致，这既有系统的因素，也有个人的原因。因此，要预防和消除差错，有效的策略是对系统加以改进，设计并建立一个安全的医护服务系统。

二、护理缺陷控制

（一）护理缺陷的相关概念

1. 护理质量缺陷 护理质量缺陷（nursing quality defective）是指在护理活动中，出现技术、服务、管理等方面的失误。一切不符合护理质量标准的现象。护理质量缺陷表现为病人不满意、医疗纠纷和医疗事故，包括护理事故、护理差错、护理投诉。

2. 病人不满意 不满意（discontent）是指病人感知服务结果小于期望的恰当服务而超出容忍区所形成的一种心理状态。当病人对医疗质量产生不满意感觉时，一种反应是不抱怨，继续接受服务，但容忍区域变窄，期望值提高，或直接退出服务；另一种反应是抱怨，有私下和公开之分，如问题得到迅速而有效解决，就会维持和提高病人原有的满意度，否则就会发生纠纷。

3. 医疗纠纷　医疗纠纷（medical dispute）是指病人和家属对医疗服务的过程、内容、结果、收费和服务不满而发生争执，或对同一医疗事件的原因、后果、处理方式或轻重程度产生分歧发生的争议。

4. 医疗事故　见第十一章第一节与护理工作相关的法律法规。

5. 护理差错　护理活动中，由于责任心不强、工作疏忽、不严格执行规章制度、违反医疗卫生管理法律、行政法规、部门规章和诊疗护理规范、常规，过失造成病人直接或间接的影响，但未造成严重后果，未构成医疗事故。一般分为严重护理差错和一般护理差错。严重护理差错是指在护理工作中，由于技术或者责任原因发生错误，虽然给病人造成了身心痛苦或影响了治疗工作，但未造成严重后果和构成事故者。一般护理差错是指在护理工作中由于责任或技术原因发生的错误，造成了病人轻度身心痛苦或无不良后果。

（二）常见的护理缺陷

1. 语言不严谨　在病人及家属面前说话不考虑后果，尤其在病床前、抢救过程中，当着病人及家属的面对诊断、治疗、抢救设备等进行议论，如"怎么不早转院，现在太晚了！""他们医院的水平不行，诊断错了！""×机器坏了""药加错了！"等。如果病人病情发生变化，很可能引起医疗纠纷。

2. 责任心不强　如不按时巡视病房，病人病情变化时未能及时发现，延误抢救，造成严重后果；不按操作规程为新生儿洗澡，将脱落的手圈随意挂于某婴儿手上，造成产妇抱错婴儿的现象。

3. 违反护理规范、常规

（1）药物名称、剂量查对失误　如将"去甲肾上腺素"、"异丙肾上腺素"和"盐酸肾上腺素"相混淆；从固定位置取药后，凭经验认为不会错，因而不认真查对；不认真查对，将治疗单上的小数点或零看错，造成病人因用药剂量过大而中毒甚至死亡。

（2）病人姓名、床号查对失误　如走错病室、叫姓名时语速过快、服药或进针前不认真查对（操作中查）等，而导致的护理缺陷。

4. 执行医嘱不当

（1）盲目执行医嘱　执行医嘱前没有进行查对，或查对后由于专业知识有限未发现错误，盲目执行有问题的医嘱。如10%氯化钾溶液10ml加入10%葡萄糖溶液100ml中静脉点滴，造成病人因用药浓度过高而死亡。

（2）未按要求执行医嘱　如心脏病的病人因心脏功能较差，要求静脉输液的速度宜慢，护士在给患有心脏病的老年人在输液时，因滴速过快造成急性肺水肿甚至死亡。

5. 服务态度不良　医疗制度的改革使病人自己负担的医疗费用比例加大，药品价格的上涨和大型仪器设备的使用，使实际医疗消费超出了病人的承受能力，加之护理人员服务态度不良接待病人漫不经心，不及时处理或解答病人提出的问题，甚至训斥病人，常常是导致纠纷的重要原因。

6. 护理记录缺陷　体现在护理记录缺乏真实性、记录不完整以及病案管理不妥，如病人外出编造体温单；血压、出入量等记录不全；只记录危重病人和需特殊观察的病人，轻病人没有护理记录；涂改不符合要求的记录等。

7. 抢救设备、药品管理不善，贻误抢救时机　如抢救设备、药物不齐全，影响抢救；药盒标签与内装药不符合，造成用药错误等。

8. 护理人员的法律知识缺乏、法律意识不强　如未履行告知、保密等义务造成护患纠纷。

（三）护理缺陷的处理

1. 病人投诉的处理　当病人因不满而投诉时，首先要耐心接待，认真受理并记录；其次，采取纠正措施，如解释说明、向病人道歉等；第三，对投诉问题进行调查、了解其原因，评估问题严重性，分清责任，做出适当补偿；第四，采取长效纠正措施，防止问题再次发生；第五，跟踪调查。

2. 医疗纠纷的处理

（1）坚持公正、公平的原则　对属于医护人员违反医疗规范的，应及时告知有关部门和人员，责令其限期改正。

（2）坚持实事求是的原则　认真地、实事求是地向病人解释清楚，包括诊断是否正确，处理是否及时，用药有无原则错误，有无护理、服务不到位等现象。对一时无法解决的，应主动分阶段答复投诉人。

（3）处理要有一定的时限性　对能够立即解决的纠纷应尽快处理，如对因服务态度引起的纠纷；对不能立即解决的复杂纠纷，一定要进行调查后再着手解决。答复时，一定要针对病人或其家属提出的疑问和意见。

（4）取得病人及其家属的信任　要以公正的态度引导病人及其家属按程序处理问题，妥善解决纠纷。既不上交、激化矛盾，更不推诿病人，要想方设法取得对方的信任。对投诉要做到件件有回音，事事有答复。

3. 护理质量缺陷的处理

（1）护理事故的处理　认真履行差错事故上报制度，发生护理事故后，当事人立即报告科室护士长及科室领导，科室护士长应立即向护理部报告，护理部应随即报告给医务处或者相关医院负责人。发生严重差错或者事故的各种有关记录、检验报告及造成事故的可疑药品、器械等，不得擅自涂改销毁，派专人妥善保管有关各种原始资料和物品，需要时封存病历，立即进行调查核实和处理，并上报上级卫生管理部门。

（2）护理差错的处理　发生护理差错后，当事人应立即报告护士长及科室相关领导，护士长应在24小时内填写报表上报护理部。护理单元应在一定时间内组织护理人员认真讨论发生差错的原因，分析、提出处理和改进措施。护理部应根据科室上报材料，深入临床进行核实调查，做出原因分析，帮助临床找出改进的方法和措施，改进工作。科室和护理部进行差错登记，定期对一定阶段的差错统计分析。

对于发生护理差错事故的当事人，可根据发生问题情节的严重程度，情节较轻者给予口头批评、通报批评、书面检讨，情节严重者给予处分、经济处罚、辞退等处理。

4. 医疗事故的处理　医疗机构有义务正确的处理医疗事故，保护医患双方的合法权益，把医疗事故造成的损害减低到最小程度。要正确、及时、稳妥地处理医疗事故，首先，必须制定处理医疗事故预案。处理医疗事故的预案是指在出现医疗事故后明确处置医疗事故、防止损害扩大的领导机构和承担具体工作的相关部门，以及各部门的职责和应采取的措施的一种方案。其次，按照程序处理医疗事故。

（四）护理缺陷控制的策略

护理缺陷控制的关键在于预防，预防是整个护理缺陷管理的核心。控制护理缺陷应做到以下几点。

1. 加强教育，提高护理人员安全意识　应对全体护理人员经常性进行安全教育，树立"病人第一、安全第一"的观念，增强护理人员预防护理缺陷的自觉性。教育的内容包括：①加强医疗护理法规学习，明确护理安全与法律、法规的关系，懂得用法律来维护自身的合法权益，避免法律意识不强导致的护理缺陷；②加强职业道德教育，树立高尚的道德品质和良好的医德医风，恪守职业道德，以高度的责任心、全心全意为病人服务；③加强规章制度的学习，明确规章制度是护理安全的保证，从而自觉遵章守纪。

2. 加强护理技术培训　良好的业务素质、精湛的护理技术是保证护理质量的重要条件。因此，要不断学习新业务、新理论、新知识，不断积累实际经验，努力提高临床实践能力与理论水平。定期进行护理业务技术考核和操作技术的培训，加强护理工作的技术管理，以期更好地为病人服务。

3. 建立健全不同层次的护理质量控制系统　在护理部、护理单元均设立护理安全管理小组，护理部–科护士长–护士长层层监控，尤其应建立护士自我监控系统，层层把关、人人管理，发现问题，及时纠正。

4. 本着预防第一的原则，重视事前控制，抓好环节质量监控　善于抓住隐患苗头，做到防患于未然；对容易发生差错的人、环节、时间、部门，应重点查、重点抓，并做持续的改进；注重工作过程中的质量监督，建立护理质量监控指标体系和科学的评价方法。如保持各种抢救药品、仪器设备处于良好的备用状态，使急救物品完好率达100%；护理管理者检查护理文件书写情况等。

5. 严格执行各项规章制度和操作规程　医院的规章制度是医疗活动不可缺少的行为规范，是医疗质量的重要保障系统。因此，各级护理人员要严格执行各项规章制度和技术操作规程，加强查对制度、岗位责任制度、药品管理制度、交接班等制度的落实检查工作，使护理工作真正做到有章可循，有规可依。

6. 建立健全护理安全管理制度、突发事件应急预案和护理缺陷上报处理流程　护理人员严格遵守各项安全管理制度，发现护理缺陷，不隐报、瞒报，同时给予客观的评价和分析，从护士自身、护理管理等多方面寻求原因，吸取经验教训。

三、护理成本控制

（一）护理成本控制的相关概念

1. 成本　成本（cost）是指生产、服务等过程中的生产资料和劳动消耗。它包括3个方面的含义：①成本是指消耗的物质资料、人力、时间及其他的服务量；②成本须以货币单位来衡量；③成本以衡量资源的使用量为目的。

2. 护理成本 护理成本（nursing cost）是指在护理服务过程中所消耗的各项费用的综合，即为人群提供护理服务过程中所消耗的物化劳动和活劳动的货币价值。护理成本主要包括：①劳务费，包括护士的工资、奖金、福利、津贴等；②卫生业务费，指维持护理业务所消耗的费用，包括水、电、煤、一般设备维修费、科研费、培训费及职工医疗费等；③固定资产折旧费，包括房屋、大型医疗仪器与设备、家具费等；④公务费，包括办公费、书报费、差旅费、公杂费等；⑤卫生材料费，如消毒用品、化学试剂、敷料及各种检查材料的消耗；⑥低值易消耗品费，指能多次使用的消耗品，包括医用推车、轮椅、医用柜、治疗盘等小型医疗器械。

护理成本可分为直接护理成本和间接护理成本。直接护理成本是指在护理服务过程中所消耗的直接成本，包括材料的消耗、人员的工资和设备费用等；间接护理成本是指在护理服务过程中所消耗的间接成本，包括管理费、教育培训经费、业务费和共用设备费用等。

3. 护理成本管理 护理成本管理（nursing cost management）包括4个方面的内容：①编制护理预算，将有限的资源适当地分配给预期的或计划中的各项活动；②开展护理服务的合理测算，节约成本，提高病人得到的护理照顾的质量；③进行护理成本－效益分析，计算某种护理投入成本与期望产出之间的关系，帮助管理者判定医院花费所产生的利益，是否大于基金的投资成本；④开发应用护理管理信息系统，进行实时动态成本监测与控制。

4. 护理成本控制 护理成本控制（nursing cost control）是指按照既定的护理成本目标，对构成成本的一切耗费进行严格的计算、考核和监督，及时揭示偏差，并分析产生偏差的原因和及时采取有效纠偏措施，纠正不利差异，发展有利差异，使护理成本被限制在目标范围内的管理方法。

（二）护理成本核算的方法

护理成本核算（nursing costing）是指医疗机构把一定时间内发生的护理服务费用进行审核、记录、汇总、归集和分配并计算护理服务总成本和单位成本的管理活动。常用的护理成本核算方法主要有以下几种。

1. 项目核算法 是指以护理项目为对象，对其人力投入和材料耗费进行详细的综合评估，核算出护理项目所消耗成本的方法。它是我国护理成本核算常用的方法。如对一级护理病人每次床单位更换、口腔护理、预防褥疮护理3项基础护理项目成本进行分析。它既可为指定和调整护理收费标准提供可靠依据，也可为国家调整医院的补贴提供可靠参考，但是不能反映每一疾病的护理成本，不能反映不同严重程度疾病的护理成本。

2. 床日成本核算法 是指将护理费用的核算包含在平均的床日成本中，护理成本与住院时间直接相关的一种成本核算方法。该方法未考虑护理等级及病人的特殊需求而导致的成本不同，不能反映病人具体的资源消耗情况。

3. 病人分类法 是指以病人分类系统为基础测算护理需求或工作量的成本核算方

法，是根据病人病情程度判断护理需要，计算护理点数及护理时数，来确定护理成本和收费标准。病人分类法通常包括两种：一是原型分类法，如我国医院采用的分级护理；二是因素型分类法，即根据病人需要及护理过程将护理成本因素分为32项。包括基本需要、病人病情评估、基本护理需求、治疗需求、饮食与排便、清洁翻身活动等6大类。

4. 病种分类法　是指以病种为成本计算对象，归集与分配费用，计算出每一病种所需护理照顾成本的方法。可将全部病种按诊断、手术项目、住院时间、并发症和病人的年龄、性别分为467个病种，对同一病种组的任何病人，无论其实际住院费用是多少，均按统一的标准对医院补偿。

5. 综合法　也称计算机辅助法，是指综合病人分类法和病种分类法分类，应用计算机技术建立相应护理需求的标准来实施护理，以决定某种病人的护理成本。

6. 相对严重度测算法　是指将病人的严重程度与利用护理资源的情况相联系计算所提供护理服务的成本。如应用治疗干预计分系统（TISS）评定、分析ICU的护理成本。

当前，我国护理成本核算管理的现状具有四大特点：护理成本意识淡薄、护理成本回收低于成本支出、护理人力资源配置不当、计算机网络自动化程序不完备等，均制约护理成本核算。

（三）护理成本控制的步骤

护理成本控制是现代成本管理的重要环节，也是落实护理成本目标、实现护理成本计划的有利保证。一般包括四个步骤。

1. 根据定额制订护理成本标准　护理成本标准是指对各项费用开支和资源消耗的定量指标，是护理成本控制和护理成本考核的依据。没有制订这个标准，就无法实施护理成本控制。

2. 实施标准　实施标准是指对护理成本的形成过程进行计算和监督。根据护理成本指标，审核护理工作中各项费用的开支和各种护理资源的消耗，并执行各项降低护理成本的技术措施，用以保证顺利实现护理成本计划。

3. 确定差异　核算护理工作中实际消耗脱离护理成本指标的差异，分析发生护理成本差异的程度与性质，找出造成差异的原因和确定责任归属。

4. 消除差异　组织护理人员挖掘护理工作中增产节能的潜力，提出降低护理成本的新措施或修订护理成本标准的建议。

（四）降低护理成本的策略

1. 实施零缺陷护理管理　即提倡一次把工作做对、做好，减少护理疏忽、缺陷、差错和事故的发生，积极主动防范护患纠纷，这是控制护理成本最为经济的方法。

2. 科学利用护理人力成本，做到合理编配、排班　一方面，护理管理者应根据年度病人护理级别平均数、工作总量以及适当考虑机动人员（如进修、培训、产假等影响因素）来科学合理的确定护理人员的编制数，可避免护理工作中人浮于事，减少工资、福利、公务费用等成本开支。另一方面，护理管理者须综合各人及各班次人员的业务技术水平、工作能力、年龄、职称等合理搭配排班，以保证护理工作质量、提高工作效率，促使护理人力成本产生高效低耗的效果，实现护理人力成本管理的最大效益。

3. 简化工作流程 了解组织中的各项问题，应用有系统的技术及科学方法，逐步剖析现行的复杂工作流程，找出缺点，寻求更经济有效的方法与程序，以增进工作效率、降低成本。工作简化的方法有：①调整工作场所的布置，提高工作效率；②实行分层负责，缩短工作流程，通过消除无效工作、合并相关工作、改善工作地点、程序与方法等，缩短工作流程，减少人力、物力与时间的浪费，降低成本；③运用资讯系统及现代化电子工具代替人工，如医院管理系统、护理排班考勤信息系统、电子病历等。

4. 合理使用护理物力成本 建立健全相关护理规章制度：如请领、定期清点盘底、使用登记、交接等制度，做到零库存，严格控制直接服务所用药品、医用材料和各种低值易耗品的丢失、过期和损坏。针对仪器设备的管理应做到专管共用、定期检查和维修。

5. 做好收费管理，防止漏收费、多收费 ①制定防止医疗费用漏收费、多收费的工作流程及管理制度，使护理人员工作后及时自我核对记账；②熟悉医保给付标准及各种收费标准、计费项目，以正确记账；③加强护理人员对成本记账的观念，使其明确了解漏收费、多收费对医院运行成本的影响。

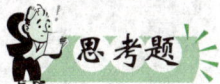

思考题

1. 试述控制的类型。
2. 控制的基本过程包括哪几个环节？
3. 简述发生护理风险的常见原因。
4. 案例分析

某医院普外科住有42位病人，工作一年的护士小张值夜班，收了3位新病人，其中2台急诊手术，加上白班危重病人5位、手术病人6位，忙碌了一夜的张护士早上给8：00的手术病人李××儿童打术前针时，错将阿托品0.25mg注射了0.5mg。

问：（1）张护士发生这一事件后，应如何处理？

（2）什么是护理质量缺陷？控制护理质量缺陷的策略有哪些？

（文向华 林 静）

第九章 | 护理质量管理

学习目标

1. 掌握护理质量管理、PDCA 循环的概念；护理质量评价的内容。
2. 熟悉四类护理质量标准；PDCA 循环管理的方法；护理质量评价的方式。
3. 了解护理质量管理的特点；护理业务技术管理的内容；护理质量评价的结果分析。

质量是医院的生命线，是医院管理永恒的主题。随着医疗管理制度的逐步完善，服务对象的健康需求日益提高，护理质量在保证医疗护理服务效果中占有重要地位。加强护理质量管理，为病人提供优质、安全的护理服务，使病人满意是护理管理的中心任务，也是提高医院核心竞争力的重要举措。

◎ 走进管理——100 – 1 = 0

华北制药集团有限责任公司是目前全国最大的抗生素生产基地，近年来，其"华北"牌抗生素一直畅销不衰。探索成功秘诀，总经理说："秘诀就是在员工中牢固树立了 100 – 1 = 0 的质量意识，它是我们在市场竞争中取胜的法宝。"

100 – 1 = 0！这个看来令人费解的公式，在精明的企业决策者眼中有着丰富的内涵。他们认为，"1"这个虽然看起来微不足道的数字，如果在生产经营中因一时疏忽造成一件不合格产品出厂，对用户来说，就会造成百分之百的损失，企业或许因此而身败名裂。千里之堤毁于蚁穴。产品质量往往是企业员工素质优劣和经营管理水平高低的具体体现，是关系企业、企业员工前途和命运的大事。

思考：100 – 1 = 0 的质量意识，在护理质量管理中是否同样适用？谈谈你的观点。

第一节　质量管理概述

一、质量与质量管理的概念

1. 质量　质量（quality）一词有狭义和广义之分。狭义的质量是指产品质量，广义的质量除产品质量外，还包括过程质量和工作质量。因此，可以说质量就是产品、过程或服务满足规定要求的优劣程度。

它一般包含三层含义，即规定质量、要求质量和魅力质量。规定质量是指产品或服务达到预定标准；要求质量是指产品或服务的特性满足了顾客的要求；魅力质量是指产品或服务的特性远远超出顾客的期望。

2. 质量管理 质量管理（quality management）是指组织为使产品质量能满足不断更新的质量要求达到顾客满意而开展的策划、组织、实施、控制、检查、审核及改进等有关活动的总和。质量管理的核心是制定、实施和实现质量方针与目标，质量管理的主要形式有质量策划、质量控制、质量保证和质量改进，它是全面管理的一个中心环节。

二、质量管理的发展历程

质量管理是随着管理学的发展而逐渐形成、发展和完善起来的。质量管理的发展促进了产品质量的提高，目前质量管理已发展成为一门新兴的学科，有一整套质量管理的理论和方法。质量管理的发展大致经历了以下 3 个阶段。

（一）质量检验阶段

质量检验阶段是质量管理的早期阶段。20 世纪初，在泰勒的科学管理理论的指导下，质量检验同产品的生产过程分离，使质量管理进入了质量检验阶段（check quality control）。即增加"专职检验"这一环节，将生产出的产品由专职人员进行检验，以判明计划执行情况是否与原定计划偏离，是否符合标准，故又被称为"事后检验"。质量检验方法的产生，解决了长期以来由操作人员自己制造产品、自己检验和管理产品质量的问题。但是，这种单纯依靠事后检验查找废品和返修废品来保证产品质量的方法，存在耗费成本高的弊端。1977 年以前，我国的质量管理大多采取这种方式。

（二）统计质量控制阶段

统计质量控制阶段（statistical quality control）始于 20 世纪的 40 年代，因数理统计方法应用于质量管理而得名。随着生产力的发展，依靠事后检验不能满足大批量产品的质量控制，如何控制大批量产品的质量成为质量管理的一个突出的问题。1924 年，美国数理统计学家 W. A. 休哈特提出控制和预防缺陷的概念。与此同时，美国贝尔研究所提出关于抽样检验的概念及其实施方案，成为运用数理统计理论解决质量问题的先驱，但当时并未被普遍接受。第二次世界大战爆发后，许多民用公司转为生产军需品，而军需品大多属于破坏性检验，事后全检既不可能也不许可。美国国防部为解决这一难题，组织数理统计专家对质量管理方法进行改革，运用统计学分析的结果，对生产工序进行控制，使质量管理由"事后把关"转为对生产过程的检查和控制的"事先预防"，将全数检查改为抽样检查，使质量管理水平得到较大的提高。统计质量控制的产生，杜绝了大批量不合格产品的产生，减少了不合格产品带来的损失。但是，它存在数理统计方法太深奥，以及过于强调统计质量控制方法而忽略了组织、计划等工作的问题。

（三）全面质量管理阶段

全面质量管理（total quality management，TQM）由美国学者费根堡姆（A. V. Feigenbaun）于1961年在其出版《全面质量管理》一书中首先提出。它起源于美国，后来在其他一些工业发达国家开始推行，尤其是日本的企业根据国情加以修改后付诸实践，取得了丰硕的成果，引起世界各国的瞩目，成为日本经济腾飞的重要原因之一。随后，全面质量管理理论和原理逐渐被世界各国所接受，成为20世纪管理科学最杰出的成就之一。

全面质量管理是指以向用户提供产品、优质服务为目的，组织内全体人员参与管理，综合利用先进的科学技术和管理方法，有效控制质量的全过程和各影响因素，最经济地保证和提高质量的科学管理方法。其基本理论和指导思想是：把质量管理看成一个完整的系统，以向用户提供满意的产品和服务为目的，以系统中的各部门和全体人员为主体，以数理统计方法为基本手段，将整个管理过程和全体人员的全部活动都纳入提高质量的轨道，充分发挥专业技术和科学管理的作用，从而最经济地保证和提高质量。

全面质量管理坚持"四一切"和"一多样"：即一切用数字说话，一切以预防为主，一切为用户服务，一切遵循PDCA循环，因地制宜地采取多样化的管理方法；强调"三全"：即全面质量管理、全程质量管理、全员参与质量管理，该理论的创立和发展，使质量管理从单一角度转变为多角度、全方位的管理，无论在总体控制和深化程度上都达到了新的水平。

三、质量管理的过程

1. **质量策划** 按照ISO9000标准，质量策划（quality planning）定义为：确定质量以及采用质量体系要素的目标和要求的活动。质量策划包括：①管理和作业策划，即对实施质量体系进行准备，包括组织和安排；②服务策划，即对服务质量特性进行识别、分类和比较，并建立其目标、质量要求和约束条件；③编制质量计划和做出质量改进规定。质量策划是针对特定的项目、服务、产品或合同而进行的，策划要从人员、材料、设备、工艺、检验和生产进度、试验技术等全面考虑，策划的结果要以质量计划（quality plan）这一文件表现形式表达，如质量保证计划、质量管理计划。

2. **质量控制** 质量控制（quality control）是指为达到质量要求所采取的贯穿于整个活动过程中的操作技术和监视活动。质量控制的目的在于以预防为主，通过采取预防措施来排除质量形成的各环节、各阶段产生问题的原因，以达到控制偏差和提高质量的目的。质量控制的具体实施主要是对影响产品质量的各因素、各环节制订相应的监控计划和程序，对发现的不合格情况和问题进行及时处理，并采取有效的纠正措施。

3. **质量保证** 质量保证（quality assurance）是为了向服务对象提供足够的信任，表明组织能够满足质量要求，而在质量体系中实施并根据需要进行证实信任度的全部有计划和有系统的活动。

质量保证分第一、二、三方保证。①第一方质量保证：是指服务提供者或产品生产者的质量声明和自我质量保证，包括产品合格证书、质量等级证书、质量保证书、质量承诺书等。②第一方对第二方的质量保证：是指服务提供者或产品生产者对特定顾客所作的特别质量保证，表现为合同中的质量条款和专门的质量合同（质量保证协议）。③第三方质量保证：是指社会上具有权威性的、客观公正的第三方（通常是专业或行业组织、独立检验机构、试验机构、质量认证机构），通过对产品进行检验、试验、测量，对产品的生产体系或服务体系进行检查、评审，对符合要求的出具有关文件（颁发证书），证明产品或体系符合某种规定的标准要求。

4. 质量改进与持续改进　质量改进（quality improvement）是指致力于增强满足质量要求的能力。质量改进涉及以下主要方面：①产品质量改进，包括老产品改进、新产品开发，以及服务产品的改进；②过程质量改进，包括采用新技术、新方法、新材料、新设备、新工艺，进行技术改造和技术革新，实施更严格、更科学的过程质量控制方法和手段；③体系质量改进，包括采用 ISO9001 质量管理体系标准和借鉴其他管理体系标准；④增强质量保证能力，增强顾客满意，提升服务信誉和组织信誉，提高顾客满意度，培养顾客忠诚；⑤提高质量经济效益，包括降低质量成本和增强质量效益。

持续改进（continuous improvement）是指增强满足要求能力的循环活动。持续改进提示了质量改进不是一次性的活动，而是不间断的、长期的改进过程和活动，它不仅强调提高体系、过程及产品的有效性，同时还着眼于提高体系、过程及产品的效率。

第二节　护理质量管理

一、护理质量管理的概念

护理质量管理（nursing quality management）是按照护理质量形成的基本过程和规律，对构成护理质量的各要素进行计划、组织、协调和控制，以保证护理服务达到规定的标准，满足和超越服务对象需要的活动过程。具体地说，就是通过建立完善的质量管理体系，要求各级护理人员层层负责，用现代科学管理方法，以最佳的技术、最短的时间、最低的成本，保证为病人提供最优质护理服务的过程。

二、护理质量管理的特点

1. 广泛性和综合性　护理质量管理的范围是极其广泛的，包括护理技术、制度管理、心理护理、健康教育、环境管理、生活管理质量等；同时，它还会受到物资供应、病人膳食质量、护生教学质量等因素的影响。因此，不应使护理质量管理的范围局限于临床护理质量管理，更不应该仅是单纯的执行医嘱的技术质量管理，为了实现对病人生命全过程的高质量护理，应对影响护理质量的多方面因素进行综合治理。

2. 协同性与独立性　护理工作与各级医师的诊断、治疗、手术、抢救等医疗工作紧密配合，密不可分，同时与医技科室及后勤服务部门工作也有密切的联系。大量的护理质量问题与工作相关部门的协同操作、协调服务有关，需要加强协同管理。但是，护理又是一门独立的学科，护理质量不只是辅助性的质量问题，而是有其相对独立性，即必须形成一个独立的质量管理系统。

3. 程序性与连续性 护理质量是整个医院质量中的一个大的环节质量，又可以分为若干个小的环节质量，即工作程序质量，如中心供应室的工作质量、手术病人的术前护理工作质量等。这些工作程序质量在护理质量管理中起到承上启下的作用，确保每一道工作程序的质量，即保证了大的护理质量。因此，护理部门各工作程序之间或护理部门与其他部门之间，都需要工作程序质量的连续性，必须加强连续的、全过程的管理。

三、护理质量管理基本原则

1. 以病人为中心原则 进行质量管理的目的就是为了更好地满足顾客的需要。在医院，病人就是顾客，所以在质量管理时必须树立以病人为中心，一切从病人利益出发的思想，以最佳的护理工作状态尽最大努力满足病人的需要。为此，护理管理者必须时刻关注病人现存的和潜在的需求，以及对现有服务的满意程度，以此持续改进护理质量，最终达到满足并超越病人的期望，取得病人的信任，进而提升医院整体竞争实力。

2. 全员参与原则 护理服务是护理人员劳动的结果，各级护理管理者和临床一线护理人员的态度和行为直接影响着护理质量。因此，护理管理者必须重视人的作用，对护理人员进行培训和开发，增强护理人员的质量意识，引导每一位护理人员能自觉参与护理质量管理工作，充分发挥全体护理人员的主观能动性和创造性，不断提高护理质量。

3. 基于事实的决策方法原则 这是减少决策不当和避免决策失误的重要原则。护理管理者要对护理过程及服务进行测量和监控，如检查各项护理措施实施记录，护理差错事故报告表，病人和家属投诉表等，从中分析得到病人满意和（或）不满意情况，了解病人的期望要求，护理过程、护理服务的进展情况及变化趋势等，利用数据分析结果，结合过去的经验和直觉判断对护理质量体系进行评价，做出决策并采取行动。

4. 过程管理原则 一个组织的质量管理体系就是对各种过程进行管理来实现的。对护理管理者来说，不仅要识别病人从来院就诊、住院到康复出院的全部服务过程，而且要对护理服务质量形成过程的全部影响因素进行管理及控制。不仅要注重终末质量管理，同时更要重视过程质量管理，把服务的目标放在满足并超越病人需求和期望上。如手术这一服务，应重点做好手术前、手术中和手术后三个环节的控制与衔接，只有这样才能确保手术病人需求和期望得到满足。

5. 系统管理原则 "ISO9000 标准"强调系统作用，强调从医院整体上考虑问题。在护理质量管理中要用系统的观点去认识组织质量控制活动，对护理质量形成的整体过程、整体与要素之间关系以及相互联系的各种要素之间关系都要予以控制，追求整体功能提高。在实施控制时要保证信息反馈的有效运转，使护理管理活动更具有科学性、实用性。

6. 持续改进原则　质量改进是质量管理的灵魂。要满足护理服务对象日益增长和不断变化的需求，必须遵循持续质量改进的原则。护理管理者和全体护理人员应对影响质量的因素具有敏锐的洞察能力、分析能力和反省能力，不断地发现问题、提出问题、解决问题，以达到持续质量改进的目的。

四、护理质量管理的基本任务

1. 建立护理质量管理体系，明确护理管理的职责　完善的质量管理体系是开展质量管理，实现质量方针，达到质量目标的重要保证。护理质量是在护理服务活动过程中逐步形成的，要使护理服务过程中影响质量的因素都处于受控状态，必须明确规定每一位护理人员在质量工作中的具体任务、职责和权限，建立完善的护理质量管理体系，才能有效地实施护理管理活动，保证服务质量的不断提高。

2. 进行质量教育，强化质量意识　质量教育是质量管理的一项重要的基础工作，护理管理者应加强质量教育，不断强化质量意识，使每一位护理人员认识到自己在提高质量中的责任，明确提高质量对于整个社会、医院的重要作用，自觉地掌握和运用质量管理的方法和技术，提高管理水平和技术水平，不断地提高护理工作质量。

3. 制定护理质量标准，规范护理行为　护理质量标准是护理质量管理的基础，也是规范护理行为的依据。没有标准，不仅质量管理无法进行，而且护理行为也没有遵循的准绳。因此，建立和完善质量标准是护理质量管理的一项基本任务和基础工作。

4. 进行全面质量控制，持续改进护理质量　质量持续改进是质量管理的灵魂。只有对影响护理质量的各个要素、各个过程都进行全面质量控制，树立"第一次就把工作做好，做不好是不正常的，只能不断改进、追求卓越，不能安于现状"的意识，才能实现护理质量的持续改进。

五、护理质量管理的方法

护理质量管理常用的方法有 PDCA 循环（也称"戴明循环"）、D×T×A 模式、QUACERS 模式、以单位为基础的护理质量保证模式和质量管理圈活动等。PDCA 循环是护理质量管理最基本的方法之一，以下重点介绍 PDCA 循环。

PDCA 循环是由美国质量管理专家爱德华·戴明（W. Edwards Deming）博士于 1954 年提出来的，所以又称为"戴明循环"，简称"戴明环"。它是按照计划（Plan）、实施（Do）、检查（Check）、处理（Action）四个阶段来进行质量管理，并循环不止进行下去的一种科学的质量管理方法，是全面质量管理保证体系运转的基本方式。

（一）PDCA 循环的步骤

每一次 PDCA 循环共分为 4 个阶段 8 个步骤（图 9-1）。

1. 计划阶段　计划阶段主要是明确计划的目的性、必要性，制定质量方针、目标、措施和管理项目等计划活动。它包括以下 4 个步骤。①找问题：调查分析质量现状，找出存在的质量问题，如病房管理查房就是搜集资料的过程。②找原因：在搜集资料的基础上，找出各个薄弱环节，分析产生质量问题的原因。③找主要因素：排列影响质量问题各因素的主次顺序，找出最主要的影响因素，为制订科学、有效的计划，确定本次循环的管理目标奠定基础。④制定计划对策：针对主要原因，制定计划、对策，包括实施方案、预期效果、时间进度、责任部门、执行者和完成的方法等，即计划的5W1H内容。

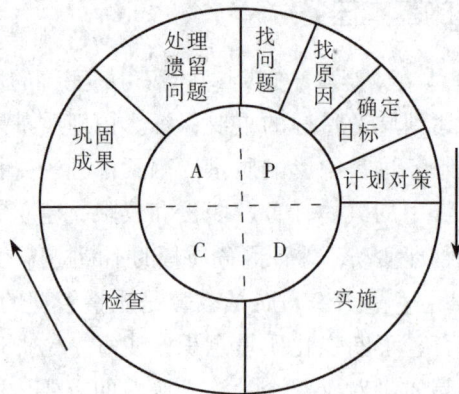

图9-1　PDCA循环八个步骤

2. 执行阶段　将拟定的质量目标、计划措施落实到各个执行部门，并落实到人，组织质量计划和措施的实施。此为PDCA循环的第五步。

3. 检查阶段　检查质量计划实施情况。一方面，要边做边检查；另一方面，必须对每一项阶段性实施结果进行全面检查，衡量和考查所取得的效果，并注意发现新的问题。此为PDCA循环的第六步。

4. 处理阶段　对检查结果进行分析、评价和总结。此阶段分两个步骤进行：第七步把成果和经验纳入有关标准和规范之中，巩固已取得的成绩，防止不良结果再次发生；第八步把此次循环中遗留下来的质量问题或新发现的质量问题转入下一个PDCA循环，为制定下一轮循环计划提供资料。

（二）PDCA循环的特点

1. 循环往复　PDCA循环的四个过程是一个有机的整体，紧密衔接，周而复始，循环往复。一个循环结束了，解决了部分问题，可能还有没有解决的问题，或者又出现了新的问题，再进行下一个PDCA循环，依此类推（图9-2）。每一次循环即赋予新的内容，促使质量水平的不断提高。

2. 大循环套小循环，相互促进　作为一种科学的管理方法，PDCA循环适用于各项管理工作和管理的各个环节。整个大系统要按PDCA循环开展工作，而各子系统、各环节也要按照PDCA循环展开工作，即各个环节、各个层次都有小的和更小的循环，直至个人。大循环要通过各子系统、各环节的小循环具体落实，各子系统、各环节的小循环要保证整体系统大循环的实现。大小PDCA循环把各部门的工作有机地联系在一起，彼此协调，相互促进（图9-3）。

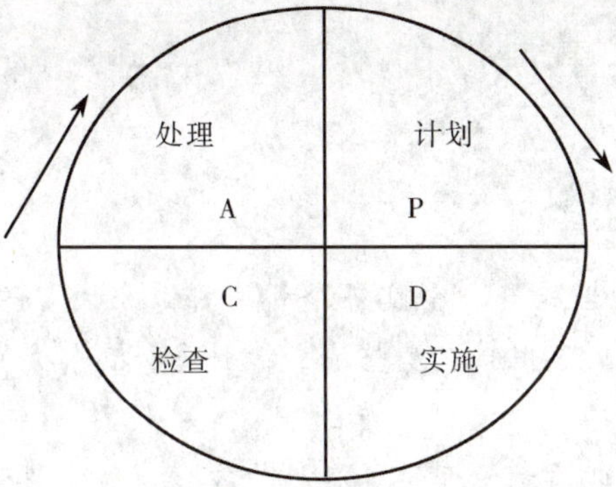

图9-2 PDCA循环四阶段示意图 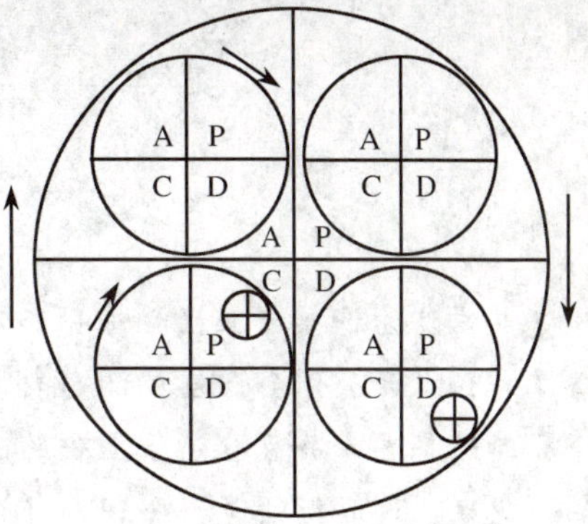　　图9-3 大循环套小循环示意图

3. 不断循环，不断提高　PDCA循环不是一种简单的周而复始，也不是同一水平上的循环。每循环一次，都要解决一些问题，接着又制定新的计划，开始在较高基础上的新循环。这种螺旋式的逐步提高，使管理工作从前一个水平上升到更高一个水平（图9-4）。

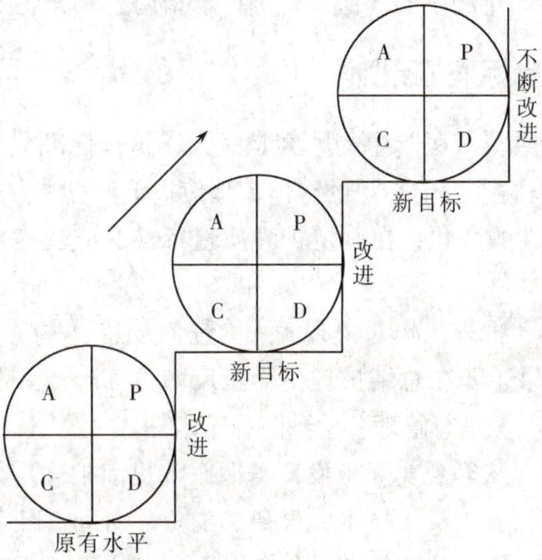

图9-4 PDCA循环螺旋式上升示意图

（三）PDCA循环在护理管理中的应用

　　PDCA循环是一种科学、有效的管理方法。护理管理职能部门根据医院工作总目标，制定全院护理工作目标、总体规划和具体工作计划，各护理单元制定年工作计划、季计划、月计划、周重点。护理部按照所制定的计划要求对达标程度进行有目的的检查，所检查结果及时反馈给临床，并定期召开质量分析会找出影响护理质量的原因，纠正工作偏差，以便指导下一步的工作。这种动态循环的管理办法，就是全面质量管理在护理工作中的实施，对提高护理质量起到了持续改进作用。

第三节　护理质量管理标准

◎ **走进管理——一切为了迎接检查**

某医院为迎接省卫生厅每年一次的质量管理检查，全院每个科室都做了大量的准备工作，召开公休会、发放调查表。检查当天为了保持病房整洁，特别通知病人提前1个小时进早餐，并且取消了上午的探视。

思考：这种做法是否合理？什么是病室护理质量管理的标准？

一、护理质量标准的概念

护理质量标准是依据护理工作内容、特点、流程、管理要求、护理人员及服务对象特点、需求而制订的护理人员应遵守的准则、规定、程序和方法。它是判断护理工作质量的准则，是护理质量管理的基础。卫生部 1989 年颁发的《综合医院分级管理标准（试行草案）》及 2008 年颁发的《医院管理评价指南》均是正式颁布的国家标准。

二、制定护理质量标准的原则

1. 以病人为中心的原则　医院中的顾客是病人，护理标准化管理的目的就是为病人提供优质的服务。"以病人为中心"的整体护理使护士从思维方式到工作方法均有了科学的、主动的、创造性的变化，在制定护理质量标准时应注意指导和不断促进这种变化。

2. 预防为主的原则　护理工作对象是病人，任何疏忽、失误或处理不当，都会给病人造成不良或严重后果，要在总结护理工作正反两方面经验和教训的基础上，坚持预防为主的原则制订标准、进行管理，达到防患于未然。

3. 实事求是的原则　从客观实际出发，掌握医院目前护理质量水平与国内外护理质量水平的差距，根据现有人员、技术、设备、物资、时间、任务等条件，定出质量标准和具体指标，并通过规章制度、技术操作规程、岗位责任、工作程序等形式反映出来，使护理人员便于学习贯彻，通过完成具体指标达到总的目标。

4. 数据化原则　没有数据就没有质量的概念。因此在制订护理质量标准时，要尽量用数据来表达。在充分调查研究的基础上，制定出定性与定量标准。

5. 严肃性和相对稳定性原则　在制订各项质量标准时要有科学的依据和群众基础，一经审定，必须严肃认真地执行，凡强制性、指令性标准应真正成为质量管理法；其他规范性标准，也应发挥其规范指导作用。同时，还要保持各项标准的相对稳定性，不可朝令夕改。

三、制定护理质量标准的步骤

1. 确定标准项目　根据护理工作现状和当前的实际需要，确定需制定护理质量标准的项目，列出制定计划。

2. 组成制定小组　选择熟悉相关理论与工作程序的资深专家，组成标准制定工作小组，全程负责。

3. 调查研究，收集资料　调查国内外有关标准资料、标准对象的历史与现状、有关科研成果、实践经验和技术数据统计资料，征集标准使用部门、管理部门的意见和要求，进行分析、整理、归纳。

4. 拟定初稿，讨论验证　在对资料综合分析的基础上，拟定标准的初稿。它可以是具体的质量标准和指标，也可以通过规章制度、技术操作规程、岗位职责等形式加以反映。初稿完成后交有关单位、人员讨论、修改，然后试行或试验验证，在试行的基础上再加以补充、完善，以保证标准的质量。

5. 审定、公布、实行　将拟定的标准报上级主管部门审核批准，在一定范围内实行。

6. 标准的修订　随着服务对象对健康需求的提高和护理学科的发展，护理质量标准在使用的过程中需要修订和完善。但应充分调研、反复论证，持科学、严肃的态度。

四、医院常用的护理质量标准

护理质量标准按其性质可分为四大类：即护理技术操作质量标准、护理管理质量标准、护理文件书写质量标准、临床护理质量标准。

(一)护理技术操作质量标准

护理技术操作质量标准包括基础护理技术操作和专科护理技术操作。

总标准：①严格执行三查七对和操作规程；②操作正确、及时、安全、节力、省物；③严格遵守无菌操作原则及操作程序，操作熟练。每一项护理技术操作质量标准均包括三个部分，即准备质量标准（包括病人准备、工作人员准备、环境准备和物品准备），过程质量标准（操作流程），终末质量标准（操作完成后达到的效果）。举例：口腔护理质量标准（详见附录二）。

标准值：一级医院≥85%；二级医院≥90%；三级医院≥95%。

计算公式：

$$护理技术操作合格率 = \frac{护理技术操作合格人数}{护理技术操作被考核总人数} \times 100\%$$

(二)护理管理质量标准

1. 护理部管理质量标准　①领导体制健全，制定各项护理质量指标；②目标明确，做到年、季、月有计划，达标措施可行，及时总结；③护理管理制度健全，如会议制度、质量监控制度、各级各类人员培养使用制度、信息管理制度、岗位职责、登记报告制度、护理查房制度，各科疾病护理常规、科教研档案、护理人员技术档案等，能按制度落实各项工作。

2. 病房护理工作质量标准

(1) 病房管理　病房安静、整洁、舒适、安全；病室规范，工作有序；贵重、毒麻药品有专人保管、药柜加锁、账物相符；陪伴率符合医院标准；有健康教育制度；预防医院感染和护理并发症的发生。

（2）基础护理与重症护理 观察病情及时全面，掌握病人基本情况，病人五知道（诊断、病情、治疗、检查结果、护理）、六洁（口腔、皮肤、头发、指趾甲、会阴、床单位）、四无（无压疮、无坠床、无烫伤、无交叉感染）；落实基础护理和专科护理，有效预防并发症，各种引流瓶、管清洁通畅，晨晚间护理规范；危重病人制定护理计划、落实专科护理、无并发症；急救物品齐全、抢救技术熟练、执行医嘱准确及时；做好特护、抢救护理及护理记录。

（3）无菌操作及消毒隔离 各项无菌技术操作符合要求，物品消毒方法正确；器械消毒液浓度、更换时间、量符合要求；病人扫床套、床头桌擦布一人一份，一用一消毒；餐具、便器用后消毒；治疗室、处置室、换药室严格执行消毒隔离制度，空气定期消毒和细菌培养；传染病病人按病种进行隔离；注射、输液使用一次性用品；所有无菌物品均要注明灭菌日期，单独存放，在有效期内使用，避免过期；掌握各种常用消毒液的有效浓度、使用范围及配制方法；医用垃圾分类放置、集中处理；建立院内感染管理机构、制度，有消毒、灭菌效果检测手段。

（4）岗位责任制管理 明确护理部主任、科护士长、护士长、护士、护理员的工作职责。

（5）护士素质 护士应服装整洁、举止端庄、态度和蔼、语言文明、礼貌待人、热情主动做好各项护理工作；执行保护性医疗制度；热爱集体、团结协作、努力学习业务；遵守规章制度、坚守岗位；热情为病人做好健康宣教工作。

3. 门诊护理工作质量标准

（1）门诊管理 诊室清洁整齐，维持良好的就诊秩序；采用不同形式做好健康宣教；健全各项工作制度并严格执行。

（2）服务台工作 做好分诊，传染病不漏诊；服务态度好；做好开诊前准备工作；组织病人候诊、就诊，配合医生诊疗；做好无菌操作、消毒隔离。

4. 手术室质量标准

（1）手术室管理 清洁、卫生、安静，有定期清洁消毒制度；工作人员衣、帽、鞋按要求穿戴；参观、实习人员有管理规定；手术用品高压蒸汽灭菌有效果监测，符合规定；各项管理制度健全。

（2）无菌操作及消毒隔离 严格执行无菌操作规程，无菌手术感染率应低于0.5%；三类切口感染有追踪登记制度；有严格的消毒隔离制度并认真执行；每月定期做细菌培养，对手术室的空气、医护人员手、物品进行细菌培养监测；无过期物品使用；对感染手术严格执行消毒隔离制度。

（3）岗位责任制管理 巡回护士根据手术做好准备工作，保证物品及时供应和性能良好；主动配合手术及抢救工作，无差错；做好术前访视和术中护理，做好和病人的交流与宣教，保证病人舒适与安全。洗手护士能熟练配合手术，严格执行无菌操作，与巡回护士认真查对病人、手术部位、用药、输血、器械辅料及手术标本，保证术后伤口内无遗留物，作好记录。

5. 供应室质量标准

（1）消毒隔离和无菌操作　所供应的无菌物品均应注明灭菌日期，无过期物品；定期抽样做细菌培养，监测灭菌效果，高压灭菌达到无菌要求，每锅均有灭菌效果化学监测及登记；清洗与包装室、高压灭菌消毒室、无菌物品存放室定期做空气培养；无菌物品、非无菌物品分开放置。

（2）无菌物品供应　各种物品能下送下收，收发无差错；物品灭菌达到要求，无热源；物品种类齐全适用，质量合格；急救物品供应齐全、数量备足；物资保管好，定期清点维修，避免浪费和丢失；做好一次性物品发放和回收管理工作。

（三）护理文件书写质量标准

护理文件包括体温单、医嘱执行单、护理记录单、手术护理记录单等。

总标准：①护理记录书写客观、真实、及时、可靠、准确、完整，体现以病人为中心，使用碳素或蓝黑色水笔书写，病情描述确切、简要，动态反映病情变化，重点突出，运用医学术语。字迹清晰、端正、无错别字，不得用刮、粘、涂等方法掩盖或去除原字迹。②体温单绘制清晰，不间断、无漏项。③执行医嘱时间准确，双人签名。医院有护理文件书写规范，病历统一归档。

标准值：一级医院≥85%；二级医院≥90%；三级医院≥95%。

计算公式：

$$护理文书书写合格率 = \frac{护理文书合格份数}{护理文书被抽查总份数} \times 100\%$$

（四）临床护理质量标准

1. 特级、一级护理质量标准

（1）特级护理　24小时专人护理；备齐急救药品、器材；制定并执行护理计划，严密观察病情变化，建立特护记录；正确及时的完成治疗工作；做好各项基础护理和专科护理工作，无护理并发症。

（2）一级护理　每小时巡视病人；准备好相应的急救用物及药品；制定并执行护理计划，密切观察病情变化，做好记录；做好晨晚间护理，保持皮肤清洁，无压疮。

特护、一级护理标准值：一级医院≥80%；二级医院≥85%；三级医院≥90%。

计算公式：

$$特护、一级护理合格率 = \frac{特护、一级护理合格病人数}{特护、一级护理被抽查病人总数} \times 100\%$$

2. 基础护理质量标准　包括晨晚间护理、口腔护理、皮肤护理、出入院护理等。
病人应清洁、整齐、舒适、安静、安全，无并发症。

标准值：一级医院≥80%；二级医院≥85%；三级医院≥90%。

计算公式：

$$基础护理合格率 = \frac{基础护理合格病人数}{基础护理被抽查病人总数} \times 100\%$$

3. 急救物品管理质量标准　①急救物品、药品齐全，处于备用状态。②做到"两及时"：及时检查维修、及时领取报销。"五定"：定专人保管、定时检查核对、定点放置、定量供应、定期消毒。

标准值：100%。

计算公式：

$$急救物品完好率 = \frac{急救物品完好件数}{急救物品被抽查总数} \times 100\%$$

4. 消毒灭菌管理质量标准　①有负责消毒隔离的健全的组织机构，有预防院内感染的规定和措施，有监测消毒灭菌的技术手段；②严格区分无菌区及有菌区，无菌物品放置无菌专柜内储存，有明显标签，注明时间；③熟练掌握各种消毒方法及消毒液的浓度及用法；④紫外线空气消毒应有登记制度。手术室、供应室、产房、婴儿室、治疗室、换药室等定期做空气培养符合标准。

标准值：常规器械消毒灭菌合格率100%。

计算公式：

$$常规器械消毒灭菌合格率 = \frac{常规器械消毒灭菌合格件数}{常规器械消毒灭菌被抽查总数} \times 100\%$$

第四节　护理业务技术管理

护理业务技术管理就是对护理工作的技术活动进行计划、组织、协调、控制，使这些技术能准确、及时、安全、有效地运用于临床，以达到高质量、高效率目标的管理工作。护理业务技术管理是护理质量的重要保证，对于加强护理服务效率，提高护理工作水平，促进护理学科发展，具有重要作用。

一、基础护理管理

基础护理是护理工作中各科共同的、通用的、带有普遍性的基本理论和技术操作。它是护理人员必须掌握的基本知识与技术，也是专科护理的基础。基础护理质量也是衡量医院管理水平和护理质量的重要标志。

（一）基础护理管理的内容

1. 一般护理技术　一般护理技术包括病人出入院护理、各种铺床法、分级护理、生命体征的观察和护理、生活护理、心理护理、饮食护理、无菌技术操作、消毒隔离技术、口服给药、各种注射法、护理文书书写等。

2. 常用的抢救技术　常用的抢救技术包括给氧、吸痰、洗胃、止血、胸外心脏按压、气管插管与气管切开、人工呼吸机的使用等。

3. 基本护理常规和制度　基本护理常规和制度包括一般护理常规、一般病室工作制度、门诊护理工作制度等。一般护理常规如发热病人护理常规、昏迷病人护理常规等。

（二）基础护理管理的主要措施

1. 加强职业道德教育　基础护理是护理服务中最基本的内容，也是护理人员最基本的职责范围。基础护理质量的好坏，直接影响护理质量的好坏以及整个医院医疗质量的水平。要教育护理人员树立以病人为中心的服务理念，消除基础护理可有可无、对疾病的转归无足轻重的错误认识，从思想和行动上重视基础护理工作，主动、自觉地提供高质量的基础护理。

2. 制定各项基础护理操作规程　基础护理内容广泛，针对每项操作的一般原则和技术要求，制定出该项技术的操作流程和终末质量标准，指导、统一规范护理人员的操作行为，做到技术操作正规，工作程序规范，在保证护理质量的前提下，也有利于护理教学的开展。

3. 加强"三基"训练　注重对护理人员的"三基"训练，可采取集中和分散相结合的方法。通过训练，达到整体掌握，灵活运用，并使护士了解护理技术的新观念，掌握新方法，同时还可培养技术骨干及教学骨干。护理部应准备有进行基础护理技术操作的示范教室和操作练习室，定期向护理人员开放；通过举行各种形式的技能操作比赛，促进护理人员基础护理操作技术的提高和进步。各科室在科护士长的带领下，以护理骨干为主线全面展开护理技术质量管理系统工作，力求做到人人达标、个个过关，每个临床护士都要会操作、会讲解、会指导、会检查。

4. 严格执行基础护理操作规程和护理常规　基础护理贯穿于护理日常常规工作中，要求护理人员必须具有高度责任心与过硬的技术。护理部要保证临床护理人员的编制及人力需要，加强与后勤部门工作的联系和配合，督促护理人员严格执行基础护理操作规程和护理常规。建立良好的约束和激励机制，定期检查考核制度及建立个人业务技术档案，强化护理人员的自我约束和相互监督。调动各级护理人员的主动性，定期进行基础护理质量检查，通过质量分析与反馈，使基础护理保质保量落实，真正使病人成为受益者。

5. 深入临床，抓薄弱环节及共性问题　各级护理管理人员要经常深入临床，在床边实际指导、考核、督促护理人员的基础护理技术操作。在基础护理管理中，要善于发现薄弱环节及共性问题，如院内感染的预防，护理过失的防范等。积极分析原因，研究改进措施，提高基础护理质量。

二、专科护理管理

专科护理是在基础护理的基础上，结合专科疾病的特点及专科医疗护理需要进行的具有专科特色的护理工作。近年来，随着医学的发展，专科分化越来越细，专科护理也相应地向纵深发展，如除传统的内、外、妇、儿科护理外，内科又分为呼吸、消化、心血管、血液、神经、内分泌、肾病、血液透析及腹膜透析，冠心病监护等专科护理。专科护理具有专业性强、操作复杂、高新技术多的特点，对临床护士及护理管理人员提出了更高的要求。

（一）专科护理管理的内容

1. 疾病护理技术　疾病护理技术包括各种专科疾病如心肌梗死、脑血管疾病、糖尿病、皮肤病等的护理技术，以及各种手术病人的护理技术。

2. 专科诊疗技术　专科诊疗技术包括各种功能检查、专项治疗、护理技术，如心力衰竭、呼吸衰竭等抢救配合，机械通气气道护理、泪道冲洗技术等专项护理技术，胃镜、肠镜等诊疗护理配合，以及静脉营养技术等。

3. 疾病护理常规及健康教育手册　疾病护理常规包括各专科常见病、多发病的护理常规，如心肌梗死、脑血管疾病、糖尿病、皮肤病等的护理常规，以及各种手术病人的护理常规。病人健康教育是整体护理的重要内容，也是专科护理一项重要的工作。健康教育手册应针对各类疾病、不同性别、年龄段等病人的具体情况和特点，提出健康教育的要点，使之具有实用性、针对性，适合临床护理工作参考。

（二）专科护理管理的主要措施

1. 加强专科理论知识学习　通过讲课、查房、病案讨论、科研学术活动等形式，组织护理人员学习掌握本科室疾病护理常规、健康教育的内容，学习相关疾病的基础理论，如专科疾病的诊断、检查、治疗方法、病情及治疗用药观察等，做到能结合病人实际，灵活正确地运用指导护理工作，防止盲目机械执行。

2. 组织专科护理技术训练　要求护理人员熟练掌握本科室各项专科护理技术，熟知各项专科护理技术操作的基本原理、方法及原则，了解其目的意义，熟练掌握本科室疾病的特点和护理方法，各种仪器的使用、保养等护理技术操作，准确执行医嘱，提高工作效率及护理质量。

3. 树立以病人为中心的整体护理思想　护理人员要有严谨求实的作风，认真地执行护理常规，掌握病人的整体情况，运用护理程序，开展健康教育和自我保健指导，满足病人对护理服务的需求，预防并发症的发生。注意与医生、其他相关科室的协作关系，以利于护理工作的顺利开展。

4. 做好精密、贵重、特殊仪器的保养　对专科仪器设备做到专人保管、定点存放、定时维修，保持性能良好，以备急用，并制定详细的使用步骤、操作规程，建立相应的规章制度，妥善管理。

5. 建立健全质量评价体系和规章制度　完整的质量评价体系和制度是提高专科护理水平的重要保证。各层次护理人员既要参与实际护理工作，又要善于发现问题，重视实践经验的积累及创新，不断进行护理研究，发展专科护理。

三、急危重症护理管理

急危重症护理是指对急、危、重症或突发紧急病情变化的病人利用监护设备和救治设备实施全面监护及治疗的护理工作。急危重症护理技术水平直接影响到病人的生命救治质量，加强急危重症护理管理是提高抢救成功率的重要保证，是护理业务技术水平的具体体现。

（一）急危重症护理管理的内容

急危重症病人护理涉及到各专科疾病的特点，急危重症护理管理的内容包括心肺脑复苏的抢救程序、人工呼吸、气管插管、静脉切开、胸外心脏按压、心脏起搏、除颤、骨折固定的救护技术，以及各种急性中毒、休克、创伤、颅脑外伤、急腹症等的诊断要点、临床判断、抢救治疗原则，各种抢救药物的剂量、用法及使用注意事项等。

（二）急危重症护理管理的主要措施

1. 建立健全各项规章制度 建立急危重症病人的管理规章制度，如各级人员岗位责任制、急危重症病人抢救制度、交接班制度、抢救仪器设备管理制度、抢救药品管理制度、重症病人观察记录制度等，严格的管理制度是抢救急危重症病人的基本保证。

2. 制定切实可行的抢救程序、操作规程和护理常规 标准规范的抢救程序是提高急危重症病人抢救成功率的重要措施。护理人员只有熟练掌握各种抢救程序、操作规程和护理常规，才能应急处理各种急危重症病人，不贻误抢救时机。

3. 加强护理人员的救护能力培训 制定详细的业务培训计划，严格按计划执行。培训形式可多种多样，如设立专题讨论、标准化病人模拟训练、模型人模拟训练，还可录像回放。培训内容除护理常规、标准化管理及技术训练外，还要经常组织技术演练和实践考核，以提高护理人员的救护能力。

4. 加强急危重症业务技术管理的质量检查 定期对各级护理人员的各项抢救技术进行检查考核，督促检查各项规章制度的落实，以促进全体护理人员的整体业务水平的提高。

5. 加强各方面的协调工作 管理者要善于调配人力物力，善于做好病人及家属的工作，善于与有关部门进行工作协调，使护患之间、医护之间、各科室之间紧密配合，从而确保急危重症护理工作的顺利开展，达到技术娴熟、配合默契、准确无误。

四、新业务、新技术管理

新业务、新技术的概念有广义和狭义之分，广义的是指国内外医学领域中近 10 年来具有发展新趋势的项目以及取得的新成果、新手段；狭义的是指本地区、本单位尚未开展过的项目或尚未使用过的手段，都可视为新业务、新技术。它是医学科学领域和各学科发展的重要标志之一，也是医院护理学术水平的具体反映。加强护理新技术、新知识、新理论的研究，将推动护理学科的发展。

（一）新业务、新技术管理的内容

1. 与医疗配套的新业务、新技术 在护理中为配合新的诊疗、手术、新药和新的医疗仪器设备应用项目，如肝移植、骨髓移植、腹腔镜、静脉高营养、伽马刀、激光刀、冷冻、冷凝等，而形成与医疗配套的新业务、新技术。

2. 护理本身开展的新业务、新技术 护理领域中开展新的工作方法、护理技术、护理仪器设备等，如整体护理、健康教育、康复护理、社区护理、母婴同室、新生儿抚触、外周静脉置管、深静脉置管、镇痛泵的使用等，也可视为新业务、新技术。

（二）新业务、新技术管理的主要措施

1. 成立管理小组　护理部应成立新业务、新技术管理小组，由护理部主任负责，吸收开展新业务、新技术较多的病室护士长、护士参加，经常了解医疗、护理领域的新动态、新进展，收集信息，并指导全院的新业务新技术的开发、开展。

2. 建立审批制度　护理新业务、新技术立项后先呈报护理部审批同意，再呈报医院学术委员会批准；本单位研究成功的新技术、新护理用具必须经过护理学术组和院内外有关专家鉴定，方可推广应用。

3. 做好风险评估与安全保障　对拟引进和开展的新业务、新技术，开展人员应在查新和系统论证的基础上，详细了解原理、使用范围、效果、副作用及注意事项等；护理质量管理委员会、新业务新技术管理小组要对其安全性、有效性与适宜性进行论证及风险评估，并对开展人员的能力和与之相适应的设备、设施进行评估；拟开展的科室，要组织有关护理人员学习，使之明确目的、要求，掌握操作规程、注意事项等，并有相应的确保病人安全的措施和紧急应急预案。

4. 建立资料档案　对新开展的护理新业务、新技术应建立资料档案，包括设计、查新、应用观察和总结等，并详细收集第一手资料，及时进行整理并分类存档。做好效果评价及成果报告。

5. 总结经验不断改进　在开展新业务、新技术的过程中，要不断总结经验，反复实践，逐步掌握规律，不断改进操作方法，在实践中创新，并逐步建立一整套操作规程或常规，推广应用。

第五节　护理质量评价

护理质量评价是护理质量管理中的控制工作，是衡量所定标准或目标是否实现或实现程度，即对一项工作成效大小、进展快慢、工作好坏、决策正确与否等方面做出判断的过程。评价不应仅在工作结束后，更应贯穿在工作的全过程中。

护理质量评价是一项系统工程。评价的主体由病人、院内、院外机构组成，评价的客体有护理技术、护理病历、护士行为、科室和医院构成的绩效。评价的过程是收集资料，将资料与标准比较并做出判断的过程。通过评价，了解护理工作质量、工作效率和人员情况，为以后的管理提供信息和依据。

一、护理质量评价的对象与方式

（一）护理质量评价的对象

传统的护理质量评价主要是将护理项目作为评价的对象，如特护、一级护理合格率、护理技术操作合格率、健康教育合格率等。现在的社会评价、病人满意度评价、护理人员满意度评价、医院护理质量管理体系的评价都是重要的评价对象。

（二）护理质量评价方式

根据护理质量评价的不同主体与客体，分为以下几种方式。

1. 上级评价　是护理质量评价的主要方式，指上级对下级从事护理工作所具备的护理专业知识、技能、考勤、工作态度等整体素质方面及执业行为、工作业绩是否达标的全面或单项内容评价。

2. 同级评价　同级或同事之间按岗位责任制要求对每日工作完成情况进行的互相评估。同级监控是对上级监控的补充，相互交织，相互协调与配合。如在临床科室医护之间有同级监控关系，护理人员处理医嘱与整理医嘱，是护理人员对医生工作的监控；医生查房时，也可检查护理人员执行医嘱情况等。

3. 自我评价　自我评价是由服务机构内部提供主体，评价自己的服务质量的方式，是护理人员对自己工作质量的监控，自觉地检查和发现质量缺陷，随时加以纠正。

4. 服务对象评价　病人满意度调查也是反映护理质量的一项重要指标。定期或不定期征求病人及家属意见，或采用问卷征求意见等，对改进护理工作，提高护理质量有很大的帮助。

5. 第三者评价　第三者评价起源于 20 世纪 50 年代的美国，加拿大、澳大利亚、日本等国正在积极推行，被称为医院机能第三者评审，由与医疗机构和消费者无利害关系的第三者机构进行。评审者既不是服务提供者，也不是病人，这种类型的评审具有中立性、学术性、公平性、透明性、公益性、普遍性。

6. 下级评价　包括对领导工作成效、工作方法、作风态度、决策能力、组织能力、领导艺术等由下级对上级进行的评价。

二、护理质量评价的指标

1. 工作效率指标　这类指标主要反映护理工作量，如出、入院病人数，门诊人数，平均住院日，床位使用率，床位周转率，特护、一级护理人次数，抢救病人次数等。

2. 工作质量指标　这类指标主要反映护理工作质量，包括护理技术操作合格率，特护、一级护理合格率，基础护理合格率，护理文件书写合格率，压疮发生率，病人对护理工作满意率等。

目前，各医院执行的护理质量评价指标主要参照：《综合医院分级管理标准（试行草案）》［卫医字（89）第 25 号］、《医院管理评价指南》［卫医发（2008）27 号］、《医院护理技术操作常规》以及省、市、地区卫生部门制定的医疗护理评价指标；军队医院还同时参照《军队医院分级管理办法和评审标准》、《军队医院护理质量主要评价指标》和中国人民解放军总后勤部卫生部军用标准《医院整体护理规范》。

三、护理质量评价的内容

1. 基础质量评价　即要素质量评价，是建立在护理服务组织结构和计划上的评价，着重评价执行护理工作的基本条件，包括组织结构、人员配备、资源、仪器设备等。有以下具体表现。①组织结构：是否按医院规模设立质量管理组织，护理部、科护士长、护士长监控小组。②环境：病人所处的环境设施的合理性、安全性、整洁性、安静性、卫生条件和空气质量状况等。③人员配备：包括人员结构、人力安排是否合理，人员质量是否符合标准等。④规章制度及质量标准的完善程度。⑤器械设备：仪器设备是否处于正常的工作状态；急救设备、物品的完好情况，包括药品、物品基数及保持情况等。

2. 环节质量评价　主要是对护理工作整个过程质量的评价，着重评价护理过程中各环节或工序的质量。具体表现为：①开展整体护理情况，是否应用护理程序组织护理活动；②各项护理标准、制度的实施情况，查对制度的执行情况；③正确执行医嘱情况；④病情观察及治疗反应观测情况；⑤护理文书书写情况；⑥病人管理方面，如基础护理的落实情况、医院感染的管理、健康教育及护理告知的实施情况；⑦与后勤及医技部门的协调情况等。

3. 终末质量评价　是对护理工作最终结果的评价，着重评价提供护理后，病人所得到的护理效果的质量。具体表现为：病人现存或潜在健康问题的改善情况；健康教育后病人行为的改变情况；病人及家属的满意度；护理差错事故的发生情况等。

基础质量评价、环节质量评价、终末质量评价是不可分割的，一般采用三者相结合来评价，即综合质量评价。评价结果所获信息经反馈纠正偏差，达到质量控制目的。

四、护理质量评价结果的分析

护理质量评价结果分析方法较多，可根据收集数据的特性采用不同的方法。常用的方法有定性分析法和定量分析法两种。定性分析法包括调查表法、分层法、水平对比法、流程图法、亲和图法、头脑风暴法、因果图法、树图法和对策图法等。定量分析法包括排列图法、直方图法和散点图的相关分析等。以下介绍常用的几种统计图表。

（一）调查表

调查表是用于系统地收集、整理分析数据的一种统计表。通常有检查表、数据表和统计分析表等。如住院病人对护士工作满意度调查表，见附录三。

（二）排列图

又称主次图或帕累特图（Pareto charts）。它是根据"关键的多数和次要的少数"原理，从影响工作质量的许多因素中找出主要因素的一种简单而有效方法。其结构由两个纵坐标，一个横坐标，若干个直方形和一条曲线构成。左侧的纵坐标表示不合格项目出现的频数（出现的次数），右侧的纵坐标表示不合格项目出现的累计百分比，横坐标表示影响质量的各种因素，按影响大小顺序排列，直方形高度表示相应的因素的影响程度（即出现频率为多少），曲线表示累计频率（也称帕累特曲线）。下面以某医院 2003 年住院病人投诉原因分析为例来说明排列图（表 9 - 1）。

表 9 - 1　某医院 2003 年住院病人投诉原因

投诉原因	频数	百分比（%）	累计百分比（%）
服务态度差	41	32.54	32.54
病室环境不安静	35	27.78	60.32
护士穿刺技术差	18	14.29	74.61

续表

投诉原因	频数	百分比（%）	累计百分比（%）
收费不合理	17	13.49	88.10
治疗不及时	8	6.35	94.45
其他	7	5.55	100.00
合计	126	100	

根据表 9-1 中的各项目数据，制作排列图，见图 9-5。

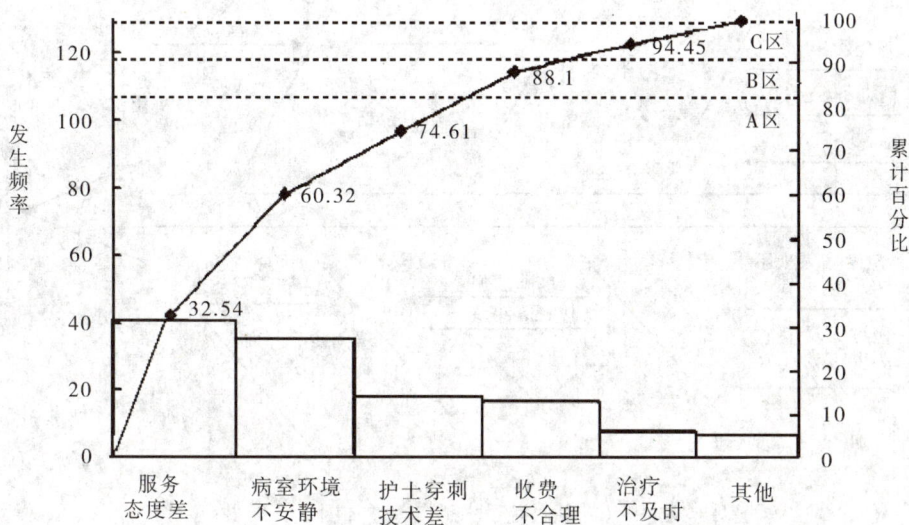

图 9-5　某医院 2003 年住院病人投诉原因分析排列图

通常按累计百分比将影响因素分为为三类：累计百分比在 80% 以内为 A 类因素，即主要因素；80%~90% 为 B 类因素，即次要因素；90%~100% 为 C 类因素，即一般因素。由于 A 类因素已包含 80% 存在的问题，此问题如果解决了，大部分质量问题就得到了解决。例如，图 9-5 表明，服务态度差、病室环境不安静、护士穿刺技术差是该医院 2003 年住院病人投诉的主要原因；收费不合理是次要原因；治疗不及时为一般原因。

（三）因果图

又称特性因素图、树枝图、鱼刺图。巴雷特图仅对属于同一层的有关因素的主次关系进行统计分析，若因素在层间还存在着纵向因果关系时，就需运用因果图。因果图是整理、分析影响质量（结果）的各种原因及各种原因之间关系的一种工具。它采用系统分析方法，以结果出发，首先找出影响质量问题的大原因，然后再从质量的大原因中找出中原因，再进一步找出影响质量的小原因……以此类推，步步深入，一直找到能够采取改进措施为止。这种图适用性强，简单作图就可以使质量问题产生的原因和结果都表示出来。

因果图的制作步骤是：①确定要解决的问题（结果）是什么？例如某医院护理部分析手术感染增加与护理工作的关系，找出各种原因做出因果图（图9-6）；②采用开座谈会的方法召集熟悉情况的人员，进行原因分析，把造成手术感染率增加的大原因写在用箭头表示的大枝的尾部。本例可能的大原因为敷料器械、制度、医护人员、病人准备、环境等；③追问大枝上存在的原因，分解出中枝（中原因），再继续追问中枝上的原因，分解出小枝（小原因），直至追问到采取具体措施为止；④记录有关事项，如制图时间、制图者、单位、制图时客观条件和情况等。

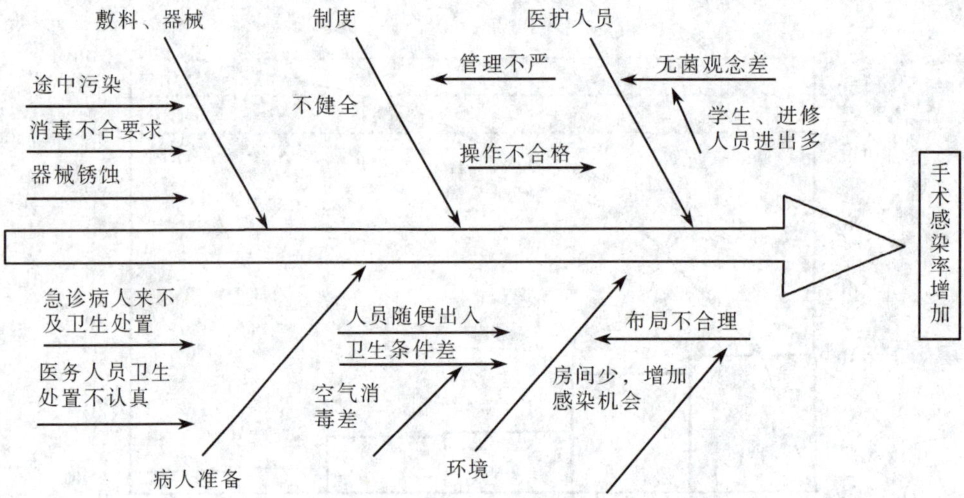

图9-6　某医院手术感染率增加因果分析图

（四）控制图

控制图又称管理图。控制图是一种带有控制界限的图表，它是用以区分质量波动是由于偶然因素还是系统因素，从而判断质量过程是否处于控制状态的一种工具。控制图的结构，纵坐标表示质量指标值，横坐标表示时间，画出三至五条线，即中位线、上下控制线、上下警戒线。其中中位线是实线，表示平均值（$\bar{x}$），控制上下线是虚线，表示平均值加/减两个标准差（$\bar{x} \pm 2S$），上下警戒线也是虚线，表示平均值加/减一个标准差（$\bar{x} \pm S$）。

若点全部落在上下控制界限内，且没有什么异常状况时，就可判断生产过程处于控制状况；若点越过控制线就是生产过程未处于控制状况，可能是报警的一种方式，此时应根据异常情况查明并设法排除。但要注意的是，控制图的实际意义也应根据具体情况而定。此图指标在上警戒线，若用于治愈率、合格率时表示计划完成良好；指标在上控制线，若用于床位使用率时，表示工作负荷过重，应查明原因，予以控制；指标在下警戒线，若用于护理缺陷发生率时，表示缺陷控制良好。

下面以某疾病治愈率质量数据呈正态分布为例，做出控制图，见图9-7。

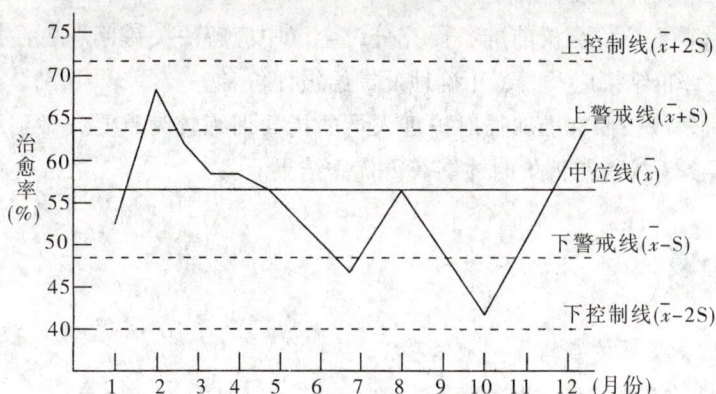

图9-7　某疾病治愈率控制图

（五）直方图

直方图又称柱状图。直方图是由一系列高度不等的纵向条纹表示数据分布情况的统计报告图，它是用来整理数据，将质量管理中收集的一大部类数据，按一定要求进行处理，逐一构成一个直方图，然后对其排列，从中找出质量变化规律，预测质量好坏的一种质量统计工具。通常用纵坐标表示频率，横坐标表示质量特性，以组距为底边、以频率为高度的系列连接起来的直方型矩形图，见图9-8。

五、临床护理质量评价的注意事项

1. 标准恰当　制定的标准应恰当，评价方法科学适用。

2. 防止偏向　评价人员易产生宽容偏向，或易忽略某些远期发生的错误，或对近期发生的错误比较重视，使评价结果发生偏向，应对此加以克服。

3. 提高能力　为增进评价的准确性，需提高评价人员的能力，必要时进行培训，学习评价标准、方法，明确要注意的问题，使其树立正确的评价动机，以确保评价结果的准确性、客观性。

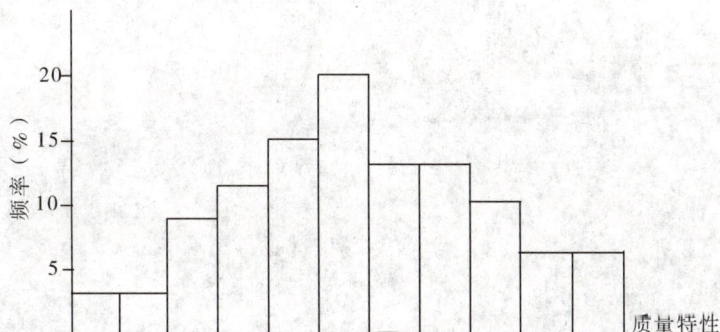

图9-8　直方图示意图

4. 积累资料　积累完整、准确的记录以及有关资料，既能节省时间，便于查找，又是促进评价准确性的必要条件。

5. 重视反馈 评价会议前准备要充分,会议中应解决关键问题,注意效果,以达到评价目的。评价结果应及时、正确地反馈给被评价者。

6. 加强训练 按照标准加强对护理人员的指导训练较为重要。做到平时按标准提供优质护理服务,检查与评价时才能获得优秀结果。

思考题

1. 护理质量管理的基本原则有哪些?

2. 简述制定护理质量标准的步骤。

3. 护理业务技术管理包括那几个方面的内容。

4. 某医院 ICU 病室接连发生 4 起压疮,请你运用 PDCA 循环管理的方法,列出你认为重要的护理目标和护理措施。

(张树芳)

第十章 | 医院感染与护理管理

学习目标

1. 掌握医院感染的概念与分类；护理职业防护的措施。
2. 熟悉医院感染的护理管理措施；护理职业暴露的危险因素。
3. 了解医院感染的组织管理、监测及控制标准。

医院感染伴随着医院的诞生而出现，并随着现代医学科学技术的发展而日益复杂、加剧，目前已成为一个严重的公共卫生问题，许多国家甚至将医院感染发生率作为评价医院管理水平的重要标志，控制医院感染是现代化医院管理的重要目标。

◎走进管理——消毒液浓度不当引发的医院感染管理问题

1998 年 4 ~ 5 月份，某市妇儿医院发生严重的手术后伤口感染事件。从 4 月 22 日发现首例术后伤口感染病例开始，至 8 月 20 日止，共发现感染病人 166 例。感染者分别在术后 3 ~ 58 天内出现手术切口红肿、硬结、流脓等症状，伤口长时间不愈合。院方未及时向市卫生局报告，直至一个月后的 5 月 27 日才停止手术。经权威部门检测，于 6 月 9 日判定感染病源是罕见的龟分枝杆菌，同时发现该院错误配制消毒剂，将 1% 的消毒原液稀释了整整 20 倍，令用于浸泡手术器械的消毒液失去灭菌作用，从而造成大规模同源感染。事发后，通过积极的抗菌、手术切除病灶、中医治疗等，至 1998 年底，大部分病人伤口闭合并出院，但长时间的药物治疗令许多病人留下脱发、内分泌紊乱、免疫力下降等后遗症。此医院感染事件在国内属首次，从发病率和治疗难度上讲，在全世界也是首次，引起了国内外的广泛关注。

思考：什么是医院感染？该医院的医院感染管理存在哪些问题？

第一节 医院感染概述

一、医院感染的相关概念

1. 医院感染 医院感染（nosocomial infection）又称医院获得性感染（hospital - ac-

quired infection），是指发生在医院内的一切感染，即指病人、探视者和医院职工在医院受到感染并出现症状，包括在住院期间发生的感染和在医院获得、出院后发生的感染；但不包括入院前已开始或入院时已处于潜伏期的感染。广义地讲，医院感染包括一切在医院内活动人群的感染，主要研究对象是住院病人和医院工作人员。

更具体地讲，确定医院感染，其诊断标准包括：①无明确潜伏期的感染，入院48小时后发生的感染；有明确潜伏期的感染，自入院时起超过平均潜伏期后发生的感染；②本次感染直接与上次住院有关；③在原有感染基础上出现其他部位新感染（除外脓毒血症迁徙灶），或在原感染已知病原体基础上又分离出新的病原体（除外污染和原来的混合感染）；④新生儿在分娩过程中和产后获得的感染；⑤由于诊疗措施激活的潜在性感染，如疱疹病毒、结核杆菌感染；⑥医务人员在医院工作期间获得的感染。

但下列情况不属于医院感染：①皮肤黏膜开放性伤口只有细菌定植而无炎症表现；②由于创伤或非生物因子刺激而产生的炎症表现；③新生儿经胎盘获得（出生后48小时内发病）的感染，如单纯疱疹、弓形体病、水痘等；④原有的慢性感染在医院内急性发作。

2. 医院感染暴发　是指在医疗机构或其科室的病人中，短时间内发生3例以上同种同源感染病例的现象。

二、医院感染的分类

按病原体的来源，医院感染可分为内源性感染和外源性感染。

1. 内源性感染　内源性感染（endogenous infections）也称自身感染（autogenous infections）、不可预防性感染或条件性感染。引起这类感染的病原体来自病人体内或体表的正常菌群或条件致病菌。通常是不致病的，当机体免疫功能低下、侵入性操作以及抗生素长期大量应用等，导致菌群失调或菌群易位即可引发感染。如糖尿病酮症酸中毒、大面积烧伤病人不合理使用抗生素引起的真菌感染；病人留置导尿管后出现的尿路感染。

2. 外源性感染　外源性感染（exogenous infections）也称交叉感染（cross infections）或可预防性感染。病原体来自病人体外，如其他病人、病原携带者、医院工作人员、探视者以及污染的医疗器械、设备、血液制品、病房用物及环境等。如没有严格遵守消毒隔离制度和无菌操作规程所致的感染；病人在接受治疗或检查时，使用了污染的器械、物品造成感染。

三、引起医院感染的主要因素

1. 感染链的形成　感染源、传播途径和易感者共同组成感染链，是医院感染发生的必备条件。3个环节同时存在并相互联系，感染就会发生。

2. 组织管理不严，制度不健全　医院感染管理组织不健全，管理人员不到位、职责不清或决策无力；缺乏医院感染的制度、效果监测和控制措施，如门急诊预检分诊制度、接诊制度、重点科室医院感染管理制度等。

3. 缺乏医院感染知识或责任心　医护人员缺乏医院感染知识或责任心不强，对医院感染的认识不够，不严格遵守消毒隔离制度和无菌技术操作规程，如操作不规范、不按要求洗手、不按规定穿戴防护用具等。病原微生物通过医护人员的手传播是医院感染最主要的途径。

4. 不合理的使用抗生素　长期大量使用或滥用抗生素，使病人体内菌群失调，耐药菌株增加，致使病程延长，感染机会增加。

5. 侵入性操作　内镜和各种导管、引流管的广泛应用，损伤了病人的防御屏障，增加了病原菌侵入人体的机会，导致感染。有资料报道，插导尿管的病人泌尿系统感染率是不插导尿管病人的 30 倍，气管切开的病人呼吸系统感染率是不切开病人的 4.5 倍。

6. 易感人群　包括慢性病、恶性病、放疗与化疗、器官移植、免疫抑制剂的使用等，使病人免疫功能下降，导致感染。另外，早产儿、新生儿由于免疫功能尚未发育完善，老年人防御功能减退，若存在某种基础疾病，发生医院感染的机会也会增加。

7. 医院建筑设施不符合卫生学要求或环境污染严重　医院在建筑设施方面，清洁区、污染区、无菌区划分不严格，医院缺乏污水或医用垃圾处理设备等，均易造成医院感染。

四、医院感染的监测及控制标准

（一）使用中的消毒剂、灭菌剂

1. 监测项目　①生物监测：在无菌条件下，用无菌吸管吸取 1ml 被检样液，加入 9ml 含相应中和剂的稀释液混匀，立即送检。使用中的消毒剂应每季度监测 1 次，使用中的灭菌剂应每月监测 1 次。②化学监测：应根据消毒、灭菌剂的性能，采用 G-1 型消毒剂浓度试纸或戊二醛浓度测试卡进行检查，含氯消毒剂、过氧乙酸应每日监测，戊二醛应每周监测不少于 1 次。

2. 监测标准　使用中的消毒剂细菌数 ≤100cfu/ml，不得检出致病微生物；使用中的灭菌剂不得检出任何微生物。

（二）压力蒸汽灭菌和环氧乙烷灭菌

1. 监测项目　①工艺监测：每锅均需监测，并详细登记。②化学监测：每包均需监测，于包外贴化学指示胶带，包内放化学指示管（卡）。③生物监测：是最可靠的监测项目，每月监测 1 次，采用对热耐受性较强的非致病性嗜热脂肪杆菌芽孢作为监测菌株，放于标准试验包的中心部位，灭菌后取出送培养。④B-D 试验：专用于预真空压力蒸汽灭菌器冷空气排除效果监测，每日均需 B-D 试验。

2. 监测标准　不得检出任何微生物。

（三）紫外线消毒

1. 监测项目　①日常监测：每次登记灯管应用时间、累计照射时间、使用人。②紫外线强度指示卡监测：打开紫外线灯管 5 分钟，待其稳定后，将指示卡置于距紫外线灯管下方垂直 1m 中央处，将有图案一面朝向灯管，照射 1 分钟。照射后图案中的紫外线感光色块由乳白色变成深浅程度不同的紫红色，与标准色块相比，判断紫外线灯照射强度是否合格。③生物监测：必要时进行，一般采用自然菌杀灭试验进行监测，特殊情况可采用标准菌株载体照射定量法进行监测。

2. 监测标准 ①日常监测：使用时间超过 1000 小时，应予更换。②紫外线强度指示卡监测：普通 30 瓦直管型新灯照射强度 ≥90μW/cm² 为合格，使用中的旧灯管照射强度 ≥70μW/cm² 为合格；30 瓦高强度新灯照射强度 ≥180μW/cm² 为合格。

（四）特殊器械

1. 监测项目 采用细菌学监测，消毒后的内镜如胃镜、肠镜、喉镜、支气管镜等应每季节监测 1 次；灭菌后的内镜如腹腔镜、关节镜、胆道镜、膀胱镜、胸腔镜，以及活检钳应每月监测 1 次。监测部位为内镜的内腔面，以无菌注射器抽取 10ml 含相应中和剂的缓冲液，从待检内镜活检口注入，用 15ml 无菌试管从活检出口收集，及时送检。

2. 监测标准 消毒后内镜细菌菌落总数 <20cfu/件，不得检出致病微生物；灭菌后内镜应无菌生长。

（五）血液净化系统

1. 监测项目 每月应对透析器的入口、出口透析液，反渗水等进行监测。除细菌学监测外，还应进行内毒素、化学污染物及离子监测。

2. 监测标准 透析器的入口液菌落数 ≤200cfu/ml，出口液菌落数 ≤2000cfu/ml，不得检出致病微生物。

（六）医院环境卫生学

1. 监测项目 包括对空气、物体表面和医护人员手的细菌学监测。根据《医院消毒卫生标准》（GB15982－1995），将医院环境分为Ⅰ、Ⅱ、Ⅲ、Ⅳ类，Ⅰ类环境包括层流洁净手术室、层流洁净病房；Ⅱ类环境包括普通手术室、产房、婴儿室、早产儿室、普通保护性隔离室、供应室洁净区、烧伤病房、重症监护病房；Ⅲ类环境包括儿科病房、妇产科检查室、注射室、换药室、治疗室、供应室清洁区、急诊室、化验室、各类普通病房和房间；Ⅳ类环境包括传染病科及病房。

2. 监测标准 ①空气细菌学监测：不得检出金黄色葡萄球菌、溶血性链球菌；其他菌落Ⅰ类环境 ≤10cfu/m³，Ⅱ类环境 ≤200cfu/m³，Ⅲ类环境 ≤500cfu/m³。②物体表面细菌学监测：不得检出致病菌；母婴同室、早产儿室、婴儿室、新生儿室及儿科病房不得检出沙门菌；其他菌落Ⅰ、Ⅱ类环境 ≤5cfu/cm²，Ⅲ类环境 ≤10cfu/cm²，Ⅳ类环境 ≤15cfu/cm²。③医护人员手的细菌学监测：Ⅰ、Ⅱ类环境不得检出金黄色葡萄球菌、大肠杆菌、铜绿假单胞菌，Ⅲ、Ⅳ类环境不得检出金黄色葡萄球菌、大肠杆菌；母婴同室、婴儿室、早产儿室、新生儿室、儿科病房不得检出沙门菌、大肠杆菌、溶血性链球菌、金黄色葡萄球菌；其他菌落Ⅰ、Ⅱ类环境 ≤5cfu/cm²，Ⅲ类环境 ≤10cfu/cm²，Ⅳ类环境 ≤15cfu/cm²。

第二节　医院感染管理

一、护理人员在医院感染中的重要性

医院感染既增加病人痛苦，延长住院时间，又加重医院的负担，增加医疗费用的开支，严重者常使病人不能达到预期疗效或使治疗失败，甚至产生后遗症或造成死亡。据统计，国外医院感染率在 3%～17% 之间，美国医院感染率为 5%，每年约 7.7 万人死于医院感染，多支出医疗费用 40 亿美元。据估计，我国每年发生感染病例组约 500 万，损失约 2000 万个病床日，多支出医疗费用 100 亿～150 亿元人民币。可见，医院感染对病人、家庭和社会危害是严重的，而很多医院感染是可以避免或控制的。世界卫生组织（WHO）提出的有效控制医院感染的关键措施为：消毒、灭菌、无菌技术、隔离、合理使用抗生素，以及监测和通过监测进行效果评价。这些都与护理密切相关。因此，护理人员是预防和控制医院感染的重要力量。

二、医院感染的组织管理

1. 医院设立医院感染管理部门　根据 2006 年 7 月 6 日卫生部颁布的《医院感染管理办法》规定：住院床位总数在 100 张以上的医院应当设立医院感染管理委员会和独立的医院感染管理部门。住院床位总数在 100 张以下的医院应当指定分管医院感染管理工作的部门。其他医疗机构应当有医院感染管理专（兼）职人员。医院感染管理委员会由医院感染管理部门、医务部门、护理部门、临床科室、消毒供应室、手术室、临床检验部门、药事管理部门、设备管理部门、后勤管理部门及其他有关部门的主要负责人组成，主任委员由医院院长或者主管医疗工作的副院长担任。

2. 护理部成立医院感染护理管理小组　在医院感染管理委员会领导下，护理部成立"医院感染护理管理小组"，由护理部—科护士长—病房护士长和兼职监控护士组成，负责落实医院感染的护理管理。

三、医院感染的上报程序

医疗机构经调查证实发生以下情形时，应当于 12 小时内向所在地的县级地方人民政府卫生行政部门报告，并同时向所在地疾病预防控制机构报告。所在地的县级地方人民政府卫生行政部门确认后，应当于 24 小时内逐级上报至省级人民政府卫生行政部门。省级人民政府卫生行政部门审核后，应当在 24 小时内上报至卫生部。①5 例以上医院感染暴发；②由于医院感染暴发直接导致病人死亡；③由于医院感染暴发导致 3 人以上人身损害后果。

医疗机构发生以下情形时，应当按照《国家突发公共卫生事件相关信息报告管理工作规范（试行）》的要求进行报告：①10 例以上的医院感染暴发事件；②发生特殊病原体或者新发病原体的医院感染；③可能造成重大公共影响或者严重后果的医院

感染。

四、医院感染的护理管理措施

1. 加强组织领导与监督检查 在医院感染管理委员会领导下，由护理部医院感染护理管理小组，通过定期检查、随时抽查或深入临床第一线，督促检查医院感染管理制度和无菌技术的执行情况，了解各科室的医院感染现状，及时反馈存在的问题，积极采取措施予以解决。

2. 改善建筑结构与增添必要设备 医院感染管理的好坏与建筑布局和设备关系比较密切。在条件许可的情况下，应适当改造或改建不合理的建筑结构，增添必要的设备，如规范清洁区、污染区、半污染区的划分，手术室、ICU、烧伤病房安装空气净化装置，完善污物、污水无害化处理设备，使用一次性医疗护理用品等，以减少医院感染的发生。

3. 建立健全并落实规章制度 通过建立健全感染管理制度，主要包括：清洁卫生制度、消毒隔离制度、无菌操作制度、探视陪伴制度、病区管理制度、医院感染监测制度，以及重点部门如手术室、供应室、急诊室、ICU 等的消毒隔离制度，使护理人员的行动有据可依，并监督检查确保各制度执行，做到工作规范化、管理制度化和操作常规化。

4. 加强在职教育与专业培训 针对性教育与专业培训是搞好医院感染预防和管理的基础。护理部必须与感染管理专职人员密切配合，有目的、有计划地对各级护理人员进行医院感染知识培训，如消毒隔离技术、洗手技术、接触病人体液前戴手套、针刺伤的职业安全防护等，使预防和控制医院感染成为护理人员的自觉行为，并提高护理人员的自身防护水平。

5. 加强重点部门、重点环节和高危人群的管理 手术室、供应室、急诊室、母婴同室、新生儿室、血透室、ICU 等是医院感染的重点部门；各种内镜、牙钻、接触血及血制品的医疗器械等是导致医院感染的重点环节；老年人、婴幼儿、恶性肿瘤、烧伤、器官移植、大手术以及使用免疫抑制剂、接受介入性诊疗的病人等是医院感染的高危人群，应加强监测、管理和控制，最大限度地降低医院感染的发生。

6. 严格病人管理与做好健康教育 管理好病人与病房秩序也是预防医院感染的措施之一。为了更好地开展工作，对与病人相关的制度、治疗护理操作进行健康教育是必要的，以取得病人的理解与合作，减少医院感染的发生。如控制探视、陪护率以减少病房的人流量和空气中的细菌数；需要隔离的病人讲清楚目的和意义，可解除病人的心理负担，并促进他们主动自觉的配合隔离、消毒工作。

7. 加强消毒管理 ①专人负责：各护理单元由监控护士与护士长负责，监督检查相关制度及无菌操作落实情况，及时上报医院感染发生或暴发流行，协同做好调查分析和控制。②定期消毒：按规定对各类医疗用品进行消毒处理。除定期消毒的用具外，还必须做好随时消毒、预防性消毒、终末消毒。如餐具应每餐消毒、便器一用一消毒，病人床单位每日清洁消毒，被、褥、枕、床垫终末消毒等。③定时检查：建立医院感染定期检查制度，明确规定年、季、月、日检查重点，以及检查范围、内容、要求。④定期监测：监测的目的是确保消毒灭菌的有效性。除定期做空气、物体表面、医护人员手的细菌学监测外，还应对消毒液的有效成分与污染情况、压力蒸气灭菌器的效果等定期分析、鉴定。

第三节　护理人员的职业防护

自从有了医疗护理事业，就有职业暴露，如古代的神农尝百草因中毒而死亡，白求恩大夫手术中感染破伤风，2003 年 SARS 流行中医生护士感染 SARS 而牺牲等。加强护理人员的职业防护，保护护理人力资源，是护理管理的工作内容，也是保护医疗资源的重要环节。

一、职业暴露的相关概念

1. 职业暴露　职业暴露（occupational exposure）是指由于职业关系而暴露在危险因素中，有感染或引发疾病的潜在危险。职业暴露的高危人群有实验室、医护人员、预防保健人员及有关的监管人员，其中护理人员位于高危人群之首。

2. 护理职业暴露　是指护理人员在医院特定的环境内，为病人提供护理服务的过程中，经常暴露于感染病人的血液、体液、排泄物及被污染的环境，有感染或引发疾病的潜在危险。

3. 艾滋病病毒职业暴露　是指医务人员从事诊疗、护理等工作过程中意外被艾滋病病毒感染者或者艾滋病病人的血液、体液污染了皮肤或者黏膜，或者被含有艾滋病病毒的血液、体液污染了的针头及其他锐器刺破皮肤，有可能被艾滋病病毒感染的情况。

二、护理职业暴露的危险因素

（一）生物因素
主要指细菌、病毒等，包括血源性传播疾病及呼吸道传播疾病。医院是病原微生物聚集的地方，细菌与病毒可通过病人的血液、尿液、粪便、痰液、呕吐液、积液、伤口渗出液、脓液、引流液等，使护理人员受到感染。最具威胁的感染性疾病是乙肝、丙肝、艾滋病，其次是甲肝、结核、腮腺炎、流感等。

（二）化学因素
主要有化学消毒剂、化疗药品、麻醉剂等。①化学消毒剂：常用的有甲醛、环氧乙烷、戊二醛、过氧乙酸及含氯制剂等，对人体皮肤、黏膜、呼吸道、神经系统均有一定程度的影响。如含氯消毒剂对皮肤、呼吸道的刺激，戊二醛引起鼻炎、哮喘和接触性皮炎，使用消毒剂发生的手部皮炎等。②化疗药品：多数化疗药物在杀伤或抑制癌细胞的同时，使人体的正常组织也会受到损害。护理人员在配药或治疗中，不慎暴露的小剂量毒性微粒，会因蓄积作用产生远期影响，引起白细胞减少、致癌、致畸、致突变等。③麻醉剂：护理人员长期暴露于微量麻醉废气的污染环境中，可引起自发性流产、胎儿畸变和生育能力降低，甚至听力、记忆力、理解力下降等。

（三）物理因素

主要有针刺伤与锐器伤，以及由于负重、噪声、高温、光、电离辐射等引起的损伤。①针刺伤与锐器伤：针刺伤是护理人员最常见的职业伤害，由于护理工作频繁接触注射针头所致。护理职业常见的锐器有安瓿玻璃、手术刀、剪刀等。针刺伤与锐器伤不仅引起皮肤黏膜损伤，更危险的是可导致血源性传播疾病。据报道，针刺时，只需 0.004ml 乙肝病毒的血液就可使受伤者感染。②负重伤：护理工作中搬病人、用物导致负重过度，或用力不当、不正确的弯腰，都可造成肌肉骨骼损伤；长时间静立、走动，也可引起静脉曲张等。③电离辐射损伤：多见于放射科、激光治疗室等，可导致白细胞减少、放射病、致癌、致畸等。④噪声危害：存在于医院的洗衣房及锅炉房等。加拿大的一项调查发现，医院洗衣房内噪声超过 85dB，洗衣房的工作人员中有48% 的人出现了听力损伤。

（四）社会心理因素

护理工作面对病人呻吟、意外伤害、死亡等社会环境；护理工作量大、超负荷，长期轮值夜班；病人对护理服务要求逐日提高，医疗纠纷的增多，这些都给护理人员造成压力，会导致与职业有关的疾病，如原发性高血压、血管紧张性头痛、消化性溃疡等。

三、常见护理职业暴露的防护

（一）血源性传播疾病的护理职业防护

血源性传播疾病是指可通过血液、体液途径传播的传染性疾病，包括乙型肝炎（HBV）、丙型肝炎（HCV）、艾滋病（AIDS）等。目前最具威胁的护理职业暴露是血源性传播疾病，发生该疾病职业接触的重点是手术室、妇产科病房、产科、普通病房的外科操作、牙科、骨科和供应室等。

1. 防护原则　避免血源性传播疾病护理职业暴露，应遵循以下防护原则。

（1）严格执行标准预防。在进行有可能接触病人血液、体液的诊疗和护理操作时必须戴手套，操作完毕，脱去手套后立即洗手，必要时进行手消毒。

（2）诊疗、护理操作过程中，有可能发生血液、体液飞溅到面部时，应当戴手套、具有防渗透性能的口罩、防护眼镜；有可能发生血液、体液大面积飞溅或者有可能污染身体时，还应当穿戴具有防渗透性能的隔离衣或者围裙。

（3）护理人员手部皮肤发生破损，在进行有可能接触病人血液、体液的诊疗和护理操作时必须戴双层手套。

（4）在进行侵袭性诊疗、护理操作过程中，要保证充足的光线，并特别注意防止被针头、缝合针、刀片等锐器刺伤或者划伤。

（5）手持针头和锐器时，不将锐利面对着他人。使用后的锐器应当直接放入耐刺、防渗漏的利器盒，或者利用针头处理设备进行安全处置，不将手指伸入容器内，也可以使用具有安全性能的注射器、输液器等医用锐器，以防刺伤。禁止将使用后的一次性针头重新套上针头套。禁止用手直接接触使用后的针头、刀片等锐器，不徒手处理破碎的玻璃。

（6）一旦发生 HIV 职业暴露，要立即进行正确的局部处理，同时向医院感染管理科报告。医院感染管理科应及时登记，并立即报告主管领导，指导暴露者预防性用药及进行 HIV 抗体检测等。

2. 暴露后的处理与报告 护理职业暴露于血源性传播疾病，应进行紧急处理并报告（图 10-1）。血源性传播疾病暴露后经过紧急处理，还需进行暴露后预防性处理。

（1）HBV 暴露后 应于暴露后当时、3 个月、6 个月时检测 HBsAg、抗-HBs、ALT 等，并在 3 个月和 6 个月内复查。除紧急处理外，应当在暴露后尽早（24 小时内）参照中华医学会肝病学分会、中华医学会感染病学分会共同制定的《中国慢性乙型肝炎防治指南》进行相应的预防性处理。

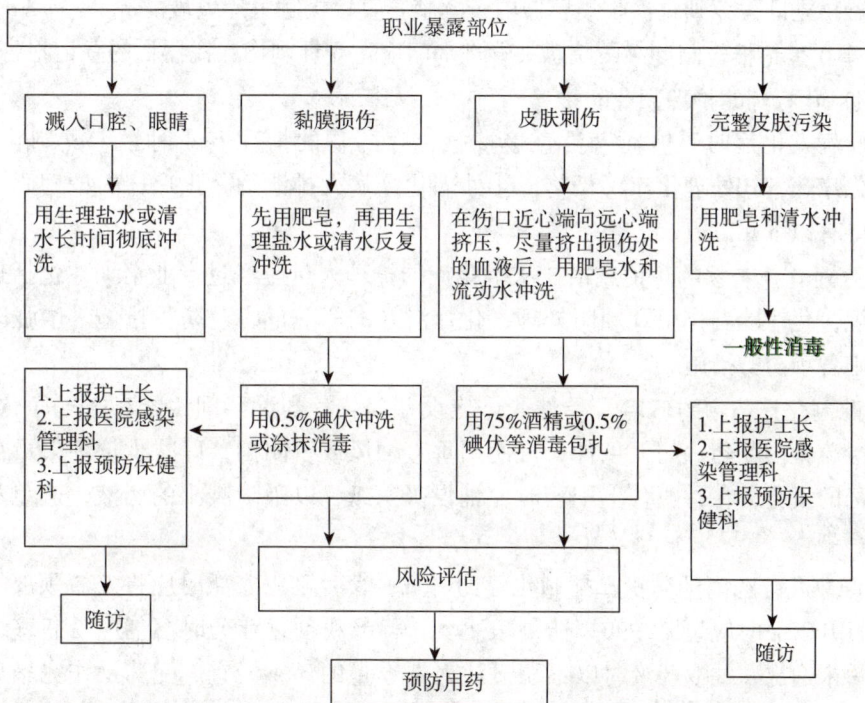

图 10-1 护理职业暴露处理流程

（2）HCV 暴露后 应于 4~6 周后检测丙型肝炎病毒 RNA，4~6 个月之后进行丙型肝炎抗体和丙氨酸转氨酶基线检测和追踪检测，以确定是否感染 HCV，如感染 HCV 要查肝功能，为尽早使用 α-干扰素提供依据。除紧急处理外，目前尚没有推荐采用的暴露后预防性处理。

（3）HIV 暴露后 应于暴露后当时、第 4 周、第 8 周、第 12 周及 6 个月时对艾滋病病毒抗体进行连续性检测，对服用药物的毒性进行监控和处理，观察和记录艾滋病病毒感染的早期症状等。除紧急处理外，应当在暴露后尽早（最好在 4 小时内，最迟不得超过 24 小时；即使超过 24 小时，也应当实施），参照中国疾病预防控制中心发布的《全国艾滋病检测技术规范》（2004 年版）以及《医务人员艾滋病病毒职业暴露防护工作指导原则（试行）》（卫医发［2004］108 号）进行相应的预防性处理。

（二）针刺伤与锐器伤的护理职业防护

护理职业针刺伤与锐器伤的紧急处理同血源性传播疾病，其防护措施主要包括以下几点。

1. 加强预防培训 医院感染管理部门及医院感染护理管理小组应组织针刺伤与锐器伤的预防培训，提高护理人员的自我防护意识。

2. 改变危险行为 ①禁止用双手分离污染的针头和注射器；②禁止用手去弄弯针头；③禁止用双手回套针头帽；④禁止直接传递锐器（手术中锐器用弯盘或托盘传递）；⑤禁止徒手携带裸露针头等锐器物；⑥禁止消毒液浸泡针头，及时将使用后的针头等锐器物立即丢弃到锐器收集容器内；⑦禁止直接接触医疗垃圾。

3. 建立登记报告制度 医院感染管理部门应建立针刺伤、锐器伤的登记报告制度。

（三）化疗药的护理职业防护

肿瘤病人化疗时，护理人员直接接触化疗药物的情况有 4 种：①配制化疗药；②执行化疗药；③处理化疗污染物；④处理化疗病人排泄物。化疗药的护理职业防护措施主要有以下几点。

1. 强对化疗药物的防护意识 从事化疗的护理人员应经过专业培训，包括化疗的基础知识，化疗的副作用及预防处理，化疗潜在的职业危害及防护措施。增强防护意识，实施各项防护措施。

2. 配制化疗药物的环境 条件允许应设专门化疗药配药间，配有空气净化装置，在专用层流柜内配药。如无条件，可使用垂直抽风或密闭橱，以减少护理人员被动吸收化疗药的机会，在一般台上配药时应铺设吸水纸，以吸附溅出的药液，避免蒸发造成空气污染。

3. 配制化疗药时的防护 配制化疗药时戴手套，割锯安瓿时应将安瓿颈部的药液弹下，打开安瓿时应垫以纱布以防划破手套，稀释粉剂化疗药时溶剂应沿瓶壁缓慢注入以防粉末逸出，抽取药液时以不超过注射器容量的 3/4 为宜。配药操作完毕后，用清水擦拭操作柜内和台面，脱去手套后用肥皂及流水彻底洗手。

4. 执行化疗时的防护 穿低渗透的隔离衣、戴手套、口罩、圆顶帽及护目镜。输化疗药物时，输液管要先用配制化疗药同一的溶剂预充，以降低药液外溢和药液雾化的危险。若需从莫菲滴管加药，应先用无菌棉球或无菌纱布围在滴管开口处，然后再加药，且速度不宜过快，以防药液从管口溢出。

5. 操作前后彻底洗手 洗手是降低污染和防止药液进一步吸收的重要手段。如果皮肤接触了化疗药后应立即彻底清洗。如不慎溅到眼睛里，要用大量的生理盐水、平衡液或清水冲洗。一些亲组织性化疗药物在 24 小时后仍可在局部残留，如阿霉素等，故清洗一定要彻底，氮芥（恩比兴）、多柔比星、长春新碱皮肤接触后，冲洗 15 分钟以上，氮芥接触皮肤后用2%硫代硫酸钠冲洗10分钟以上。

6. 妥善处理用过的物品 凡与化疗药物接触过的针头、注射器、输液管、棉球、棉签等，要收集在专用的密闭垃圾桶内统一处理，不能与普通垃圾等同处理。

7. 妥善处理污染物 接受化疗的病人，48小时内其血液、体液、分泌物及排泄物中都含有化疗药。处理这些污物时要戴帽子、口罩及手套，病人便后便池冲水2次。化疗病人的床单应单独处理，被污染的区域要用清水或去污粉清洗3次。

8. 药物溢出的处理 在配制或进行化疗时，有时药液会意外的溢出（洒出、泼出），溢出的化疗药可形成烟雾而弥散给护理人员造成损害。美国职业健康安全委员会建议，凡涉及化疗的科室，均应备有化疗防溢箱，内装口罩1个，防溅护目镜1副、手套2双、吸水小纱垫2块，清扫碎片的小扫帚1把。药液大量溢出时，可用防溢箱内的物品进行处理。

9. 增强身体素质 护理人员应注意锻炼身体，定期做体检，每隔6个月检查肝功能，血常规及免疫功能等，发现问题及时治疗，怀孕的护理人员应避免接触化疗药物，以免出现流产、胎儿畸形。

10. 加强相关人员的教育 对病区工作的清洁员、护理人员等进行相关的教育，学会处置被化疗药物、化疗病人的血液及体液污染的物品，做好自我防护。

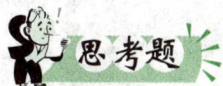

思考题

1. 简述可能造成医院感染的因素。
2. 医疗机构发生5例以上医院感染暴发时应如何处理？
3. 何谓职业暴露？护理职业常见的危险因素有哪些？
4. 在护理活动中该如何预防针刺伤与锐器伤？

（林 静）

第十一章 | 卫生法规与护理管理

学习目标

1. 掌握护理工作中常见的法律问题。
2. 熟悉护士条例、医疗事故处理条例、侵权责任法、传染病防治法的主要内容。
3. 了解常用的护理规章制度。

加强卫生保健领域内护理专业的法制建设，是依法治国战略的重要组成部分，是医疗卫生体制科学性与成熟性的重要标志，是医疗工作顺利开展、维护医患双方合法权益的根本保证。

◎ 走进管理——一字之差引起的纠纷

某医院产科护士接生后，误将出生的"女孩"写成"男孩"，这一字之错，成了产妇家属与医院长达一年的纠纷。经过反复做解释工作，并进行亲子鉴定之后，其家属才肯认领这个孩子。

思考：该案例中护士的行为是否构成违法？

第一节 与护理工作相关的法律法规

护理工作与法的关系越来越受到重视，在护理实践过程中，存在着很多潜在的法律问题。作为护理人员，不仅要有良好的职业道德，还应有较强的法律意识，自觉从法的角度来审视自己的护理行为，自觉养成知法、守法、执法的习惯，履行法律规定的责任义务，维护病人和自身的合法权益。

一、卫生法体系与护理法

（一）我国的卫生法体系

卫生法是由国家制定和认可，由国家强制力保证实施，旨在保护人们健康，调整人们与卫生有关的活动中形成的各种社会关系的法律规范。其形式包括专门的法律、法规、规章及宪法和其他法律规范中有关卫生的条款。行政法律规范构成卫生法的主体。同时，卫生法还包括民事法律规范和刑事法律规范，如调整医患关系的规范属民事法律规范，制造、贩卖假药罪的条款属刑事法律规范。

（二）护理法

护理法（nursing legislation）是指由国家制定的，用以规范护理活动（如护理教育、护士注册和护理服务）及调整这些活动而产生的各种社会关系的法律规范的总称。护理法的制定受国家宪法制约，它既包括国家立法机关颁布的护理法规，也包括地方政府的有关政策性法令法规。护理法具有法规的性质，其内容为强制性指令，对护理工作起到约束、监督和指导的多重作用。

护理立法始于20世纪初。1919年英国率先颁布了《英国护理法》，1921年荷兰也颁布了护理法。1947年国际护士委员会发表了一系列有关护理立法的专著，1953年世界卫生组织发表了第一份有关护理立法的研究报告，1968年国际护士委员会特别成立了一个专家委员会，制定了护理立法史上划时代的文件《系统制定护理法规的参考指导大纲》（a proposed guide for formulating nursing legislation），为各国护理立法必须涉及的内容提供了权威性的指导。截至1984年WHO调查报告显示，全球已有76个国家制定了相应的护理法，其中欧美18个国家、西太区12个国家、中东20个国家、东亚10个国家、非洲16个国家。

我国的护理立法是在新中国成立之后，国家先后出台了《医士、药剂士、助产士、护士、牙科技士暂行条令》、《卫生技术人员职称及晋升条例》、《关于加强护理工作的意见》等法规。特别是改革开放以来，国家又出台了《职业病防治法》、《医疗事故处理办法》、《中华人民共和国护士管理办法》、《护士条例》等多部法规。护理法的制定与实施，对于加强护理队伍建设，规范护士执业管理，提高护理质量，保障医疗护理安全发挥了积极的作用。

二、我国与护理工作相关的法律、法规

（一）护士条例

《护士条例》于2008年1月31日经国务院令第517号颁布，自2008年5月12日开始实施。它的公布施行填补了我国护士立法空白，对于保障护士合法权益、强化医疗卫生机构管理职责、规范护士行为，促进护理事业发展具有重要意义。具体内容如下。

1. 护士执业注册应具备的基本条件

（1）具备完全民事行为能力 我国民法通则第11条规定：18周岁以上的公民是成年人，具有完全民事行为能力，可以独立进行民事活动，是完全民事行为能力人。16周岁以上不满18周岁的公民，以自己的劳动收入为主要生活来源的，视为完全民事行为能力人。

（2）具备学历证书和专业实习 在中等职业学校、高等学校完成国务院教育主管部门和国务院卫生主管部门规定的普通全日制3年以上的护理、助产专业课程学习，包括在教学、综合医院完成8个月以上护理临床实习，并取得相应学历证书。普通全日制指完全脱产在校学习，不包括半脱产或在职学习，如函授、电大、自考、成教等

形式。

（3）考试成绩合格　通过国务院卫生主管部门组织的护士执业资格考试。护理、助产专业学生毕业当年可以参加护士执业资格考试，考试成绩合格方可申请。

（4）符合健康标准　①无精神病史；②无色盲、色弱、双耳听力障碍；③无影响履行护理职责的疾病、残疾或功能障碍。

2. 护士的权利和义务　《护士条例》中规定护士享有的权利。①享有获得物质报酬的权利：护士执业有按照国家有关规定获取工资、享受福利、参加社会保险的权利。②享有安全执业的权利：护士执业有获得与其工作相适应的卫生防护、医疗保健服务的权利。包括接触有毒有害物质、有感染传染病危险的护士，有接受职业健康监护的权利，以及护士患职业病时，有获得赔偿的权利。③享有学习、培训的权利。④享有获得疾病诊疗、护理相关信息和其他与履行护理职责相关的权利，并对医疗卫生机构和卫生主管部门的工作提出意见和建议的权利。⑤享有获得表彰、奖励的权利。⑥享有人格尊严和人身安全不受侵犯的权利。

《护士条例》也明确规定护士应当承担以下义务。①依法进行临床护理的义务：护士执业应当遵守法律、法规和诊疗技术规范的规定。这是护士执业的根本准则。如严格按规范进行护理操作，积极开展健康教育，正确书写护理记录等。②紧急救治病人的义务：发现病人病情危急，应当立即通知医师；在紧急情况下为抢救垂危病人生命，应当先行实施必要的紧急救护。③正确查对、执行医嘱的义务：发现医嘱违反法律、法规、规章或者诊疗技术规范的，应当及时向开具医嘱的医师提出；必要时向该医师所在科室的负责人或者该医院负责医疗服务管理的人员报告。④保护病人隐私的义务。除此项义务外，医疗机构及其医务人员还应履行告知义务，如实向病人告知病情、医疗措施、医疗风险等，及时解答病人咨询，并避免对病人产生不利后果。⑤积极参加公共卫生应急事件救护的义务：发生自然灾害、公共卫生突发事件时，护士应当服从安排，参加医疗救护。

3. 护士执业中的法律责任　具有以下情形之一的，护士在执业活动中应当承担法律责任：①发现病人病情危急未及时通知医师的；②发现医嘱违反法律、法规、规章或者诊疗技术规范的规定，未提出或者报告的；③泄露病人隐私的；④发生自然灾害、公共卫生事件等严重威胁公众生命健康的突发事件，不服从安排参加医疗救护的。由县级以上地方人民政府卫生主管部门根据责任分工责令改正，给予警告；情节严重的，暂停六个月以上一年以下执业活动，直接由原发证部门吊销护士执业证书。

护士一经吊销执业证书，自被吊销之日起两年内不得申请执业注册。同时所受到的行政处罚、处分的情况被记入护士执业不良记录。

（二）护士执业注册管理办法

于2008年5月4日经卫生部令第59号颁布，自2008年5月12日起施行。它是根据《护士条例》制定的，规范了护士执业注册管理。

1. 护士首次执业注册　护士应当自通过护士执业资格考试之日起3年内提出注册申请，注册时应当提交以下材料：①护士执业注册申请审核表；②申请人身份证明；

③申请人学历证书及专业学习中的临床实习证明；④护士执业资格考试成绩合格证明；⑤省、自治区、直辖市人民政府卫生行政部门指定的医疗机构出具的申请人6个月内健康体检证明；⑥医疗卫生机构拟聘用的相关材料。护士执业注册有效期为5年。

2. 护士延续执业注册 护士执业注册有效期届满需要继续从事护理工作的，应当在有效期届满前30日，向原注册部门申请延续注册。延续注册有效期为5年。

3. 护士变更执业注册 护士在执业注册有效期内变更执业地点的，应当办理变更注册。

但承担卫生行政部门交办或者批准的任务以及履行医疗卫生机构职责的护理活动，包括经医疗卫生机构批准的进修、学术交流等除外。变更注册需提交下列材料：①护士变更注册申请审核表；②申请人的《护士执业证书》。

4. 护士重新执业注册 对于注册有效期满未延续注册者，受吊销《护士执业证书》处罚且自吊销之日起满2年者，应当重新申请注册。

5. 护士注销执业注册 注销护士执业注册是由于某种特定的事实，经卫生行政部门依照法律程序收回护士执业证书，护士不能继续执业，继续执业属于违法。有下列情形之一的，原注册部门办理护士注销执业注册：注册有效期届满未延续注册；受吊销《护士执业证书》处罚；护士死亡或者丧失民事行为能力。

（三）医疗事故处理条例

《医疗事故处理条例》于2002年4月4日国务院令第351号颁布，自2002年9月1日起施行。它是为了规范医疗服务行业，妥当处理医疗事故，维护医患双方的合法权益，保障医疗安全而制定的。

1. 医疗事故的定义及构成要素 医疗事故（medical malpractice）是指医疗机构及其医务人员在医疗活动中，违反医疗卫生管理法律、行政法规、部门规章和诊疗护理规范、常规，过失造成病人人身损害的事故。"医疗事故"的构成至少包括：①主体是医疗机构及其医务人员。医疗机构是指按照国务院1994年2月发布的《医疗机构管理条列》取得《医疗机构执业许可证》的机构；医务人员是指依法取得执业资格的医疗卫生专业技术人员，如医师和护士等。②行为的违法性。在医疗活动中，违反医疗卫生管理法律、行政法规、部门规章和诊疗护理规范、常规。③过失造成病人人身伤害。强调医疗事故，一是由"过失"造成的，即存在医务人员的过失行为，而不是主观故意伤害病人；二是对病人存在"人身损害"的后果。过失行为和后果之间存在直接的因果关系。

2. 医疗事故的分级 根据对病人人身损害的程度，医疗事故可分为四级。①一级医疗事故：造成病人死亡、重度残疾的。②二级医疗事故：造成病人中度残疾、器官组织损伤导致严重功能障碍的。③三级医疗事故：造成病人轻度残疾、器官组织损伤导致一般功能障碍的。④四级医疗事故：造成病人明显人身损害的其他后果的。

3. 不属于医疗事故的情形 具有下列情形之一的，不属于医疗事故：①在紧急情况下为抢救垂危病人生命而采取紧急医疗措施造成不良后果的；②在医疗活动中由于病人病情异常或者病人体质特殊而发生医疗意外的；③在现有科学技术条件下，发生无法预料或者不能防范的不良后果的；④无过错输血感染造成不良后果的；⑤因患方原因延误诊疗导致不良后果的；⑥因不可抗力造成不良后果的。

条例在罚则中还规定了对造成医疗事故的医疗机构与医务人员的处罚，包括医务人员由于严重不负责任，造成病人健康严重损害或死亡的，即构成医疗事故罪，处3年以下有期徒刑或拘役。

（四）侵权责任法

《侵权责任法》于2009年12月26日经主席令第21号颁布，自2010年7月1日起施行。它主要解决民事权益受到侵害时所引发的责任承担问题。在第七章明确了医疗损害责任，具体内容如下。①病人在诊断活动中受到损害，医疗机构及其医务人员有过错的，应由医疗机构承担赔偿责任。②明确规定了医务人员"说明义务"和病人的"同意权"：在诊疗活动中应向病人说明病情和医疗措施；需要实施手术、特殊检查、特殊治疗的，应及时向病人说明医疗风险、替代医疗方案并取得书面同意；不宜向病人说明的，应当向病人近亲属说明，并取得书面同意。③抢救生命垂危者等紧急情况，不能取得病人或者其近亲属意见的，经医疗机构负责人或授权的负责人批准，可立即实施相应的医疗措施。④未尽到与当时的医疗水平相应的诊疗义务，造成病人损害的，医疗机构应当承担赔偿责任。⑤可直接推定医疗机构有过错的情形：违反法律、行政法规、规章以及其他有关诊疗规范的规定；隐匿或者拒绝提供与纠纷有关的病例资料；伪造、篡改或者销毁病例资料。⑥因药品、消毒药剂、医疗器械的缺陷，或者输入不合格的血液造成病人损害的，病人可以向生产者、血液提供机构或者医疗机构请求赔偿。⑦应当提供复印的病历资料：住院志、医嘱单、检验报告、手术及麻醉记录、病理资料、护理记录、医疗费用等。⑧泄露病人隐私或者未经病人同意公开其病历资料，造成病人损害的，应当承担侵权责任。

（五）传染病防治法

《中华人民共和国传染病防治法》是在1989年9月起实施的传染病防治法的基础上，于2004年8月28日经主席令第17号修订，自2004年12月1日起施行。它是为了预防、控制和消除传染病的发生与流行，保障人民健康和公共卫生而制定的。具体内容如下。

1. 目前法定传染病的种类　修订当时列入的法定传染病共37种，但随着传染病疫情的变化，在2008年将手足口病列入丙类、2009将甲型H1N1流感列入乙类后，目前法定传染病共39种，其中甲类2种，乙类26种，丙类11种，其中传染病非典型肺炎、人感染高致病性禽流感及甲型H1N1流感虽被列入乙类传染病，但按照甲类传染病管理。

2. 各级政府、卫生行政部门、医疗机构的职责　各级政府、卫生行政部门、医疗机构在传染病的防治及监督管理中有相应的职责。

3. 疫情报告　疫情报告遵循属地的原则。任何单位和个人发现传染病病人或者疑似传染病病人时，应及时向附近的疾病预防控制机构或者医疗机构报告。负有传染病疫情报告责任的人民政府有关部门、疾病预防控制机构、医疗机构、采供血机构及其工作人员，隐瞒、谎报、缓报传染病疫情者将受到惩处。

4. 疫情控制　发现甲类传染病时，对病人、病原携带者、疑似病人的密切接触者，在指定场所进行医学观察和采取其他必要的预防措施。拒绝隔离治疗或者隔离期未满擅自脱离隔离治疗的，可以由公安机关协助采取强制隔离治疗措施。患甲类传染病死亡的，应当将尸体立即进行卫生处理，并就近火化。为了查找传染病病因，医疗机构必要时可以按照国务院卫生行政部门的规定，对传染病病人的尸体或者疑似传染病病人尸体进行解剖查验，但应当告知死者家属。

发现乙类或丙类传染病病人，应当根据病情采取必要的治疗和控制传播措施。医疗机构对本单位内被传染病病原体污染的场所、物品以及医疗废物，必须依照法律规定实施消毒和无害化处理。

发生传染病疫情时，疾病预防控制机构和省级以上人民政府卫生行政部门指派的其他与传染病有关的专业技术机构，可以进入传染病疫点、疫区进行调查、采集样本、技术分析和检验。

（六）医疗机构管理条例

《医疗机构管理条例》于1994年2月26日经国务院令第149号颁布，自1994年9月1日起施行。它是为了加强对医疗机构的管理，促进医疗卫生事业的发展，保障公民健康而制定的。《医疗机构管理条例》是我国医疗机构管理体系的主干，是纲领性法规。包括我国医疗机构管理的总则、规划布局和设置审批、登记、执业、监督管理、罚则等内容。

（七）医院感染管理办法

《医院感染管理办法》于2006年7月6日经卫生部令第48号颁布，自2006年9月1日起施行。它是为了加强医院感染管理，有效预防和控制医院感染，保障医疗安全，提高医疗质量而制定的。包括医院感染管理的总则、组织管理、预防与控制、人员培训、监督管理、罚则、附则等内容。

（八）医疗废物管理条例

《医疗废物管理条例》于2003年6月4日经国务院令第380号颁布，自2003年6月16号起施行。它是为了加强医疗废物的安全管理，防止疾病传播，保护环境，保障人体健康而制定的。包括医疗废物管理的总则与一般规定、医疗卫生机构对医疗废物的管理、医疗废物的集中处置、监督管理、法律责任、附则等内容。

（九）其他

有《中华人民共和国母婴保健法》、《中华人民共和国献血法》、《中华人民共和国药品管理法》，以及《疫苗流通和预防接种管理条例》、《艾滋病防治条例》、《人体器官移植条例》等。

第二节　护理工作中常见的法律问题

随着社会的进步、人民法律观念的日益增强，运用法律武器保护自己的正当权益已逐渐成为人们的共识。这就要求每一位护理人员明确与护理工作有关的法律问题，增强法律意识，规范护理行为，确保护理安全，提高护理质量。

一、侵权行为与犯罪

侵权行为是指医护人员对病人的权利进行侵害导致病人利益受损的行为。该行为是违反法律的行为，情节严重者需承担刑事责任。主要涉及三个内容。①侵犯自由权：病人的自由权受宪法保护。护士执业时，应保证病人的自由权，如护士以治疗的名义，非法拘禁或以其他形式限制和剥夺病人的自由，是违法的。②侵犯生命健康权：护士执业时，错误使用医疗器械，不按操作规程办事，造成病人身体受损；或使用恶性语言和不良行为，损害病人利益，都侵犯了公民的生命健康权。《刑法》第335条规定：医务人员由于严重不负责任造成就诊人员死亡或者严重损害就诊人身体健康处三年有期徒刑或拘役。③侵犯隐私权：护士执业时，得悉病人的隐私，不得泄露。否则，是违法的。

犯罪分为故意犯罪和过失犯罪。故意犯罪是明知自己的行为会发生危害社会的结果，并希望或放任这种结果发生，因而构成犯罪。过失犯罪是应当预见自己的行为可能发生危害社会的结果，因疏忽大意而没有预见、或已经预见而轻视能够避免，以至发生不良后果构成犯罪。如因病人是熟人，护士相信病人说以前多次打过青霉素都没有反应，未做皮试就为其注射青霉素导致过敏反应死亡，属于过失犯罪。

二、失职行为与渎职罪

主观上的不良行为或明显的疏忽大意，造成严重后果者属失职行为。例如：对急、危、重症病人不采取任何急救措施，不请示医生进行转诊，贻误治疗或丧失抢救时机；不执行查对制度，不遵守操作规程，以致打错针、发错药；不认真执行消毒、隔离制度和无菌操作规程，使病人发生交叉感染；病人转运途中观察病情不仔细；不认真履行职责或擅自离岗。护士执业时，违反护士职业道德要求，如为戒酒、戒毒者提供酒或毒品是严重渎职行为。

三、无证上岗

《护士条例》第二章第七条规定：护士执业，应当经执业注册取得护士执业证书。无证上岗包括三种情形：①毕业后未取得护士执业证书；②变更执业地点，但未按规定办理执业地点变更手续；③护士执业证书注册期满，未按规定办理延续执业注册手续。护理人员在毕业未取得护士执业证书期间，只能在注册护士的指导下做一些辅助性的护理工作，不能独立上岗，否则被视为无证上岗、非法执业。为了病人的安全，同时也为了保护尚未取得护士执业证书的护理人员，护理管理者不能以任何理由安排她们独立上岗。护生在护理活动中不具备独立操作的资格，必须在执业护士的严密监督和指导下实施护理操作。护生在执业护士的指导下因操作不当给病人造成损害，学生不负法律责任。但如果未经带教护士批准，擅自独立操作造成了病人的损害，那么她同样也要承担法律责任。

四、执行医嘱问题

医嘱通常是护理人员对病人施行诊断和治疗措施的依据。一般情况下，护理人员应一丝不苟地执行医嘱，随意篡改或无故不执行医嘱都属于违规行为。但若发现医嘱有明显的错误，护理人员有权拒绝执行，并向医生提出质疑和申辩；反之，若明知医嘱可能给病人造成损害，酿成严重后果，仍照旧执行，护理人员将与医生共同承担所引起的法律责任。因抢救、手术等特殊情况，护士在执行口头医嘱时应向医生复诵一遍，确认无误后方可执行。执行医嘱后，应保留用过的安瓿，经两人核对后方可丢弃，并请医生及时补写书面医嘱。

五、护理记录不规范

护理记录是衡量护理质量的重要资料，也是医生观察诊疗效果、调整治疗方案的重要依据，一旦发生医疗、护理纠纷，还将成为重要的法律证据或侦破某刑事案件的重要线索。因此，随意对原始护理记录进行添删或篡改，都是违法的。不认真记录或漏记、错记等均可造成差错事故或渎职罪。

六、麻醉药品与物品管理

"麻醉"药品主要是指杜冷丁、吗啡类药物。临床上只用于晚期癌症或术后镇痛等。护理人员若利用工作权力窃取病区麻醉药品，使自己成瘾视为吸毒；贩卖捞取钱财构成贩毒罪，都将受到法律严惩。

另外，护理人员还负责保管、使用各种贵重药品、医疗用品、办公用品等，绝不允许利用职务之便，将这些物品占为己有。如有发生，情节严重者，可被起诉犯盗窃公共财产罪。

七、职业伤害

在为病人治疗和护理过程中，护理人员几乎都是与病人零距离的接触者。由于工作的特殊性，护理人员面临着多种职业危害，如生物性危害、化学性危害、物理性危害、心理社会性危害等，其中艾滋病、乙肝、丙肝感染是生物性职业危害的主要种类。我国卫生部制定了《医务人员艾滋病病毒职业暴露防护工作指导原则（试行）》等有关职业防护的文件，保护医务人员的执业安全。《护士条例》第三章第13条规定：护士执业，有获得与其所从事的护理工作相适应的卫生防护、医疗保健服务的权利。因此，护理管理者要意识到护士面对的职业危害，加强教育，提高护士的防护意识，增加护十的防护知识，为护士提供必要的防护用具、药品和设备，对发生意外伤害的情况采取及时有效的处理措施。

八、职业保险

职业保险是指从业者通过定期向保险公司交纳保险费，使其一旦在职业保险范围内突然发生责任事故时，由保险公司承担对受损害者的赔偿。目前世界上大多数国家的护士几乎都参加这种职业责任保险。职业保险的好处：①保险公司可在政策范围内为其提供法定代理人，以避免其受法庭审判的影响或减轻法庭的判决；②保险公司可在败诉以后为其支付巨额赔偿金，使其不致因此而造成经济上的损失；③因受损害者能得到及时合适的经济补偿，而减轻自己在道义上的负罪感，较快达到心理平衡。

第三节　与护理管理有关的规章制度

护理规章制度是护理工作的规范，是护理活动的准则，也是维护有效护理管理的依据和重要保证。护理工作细致、复杂，涉及面广，建立科学、系统的规章制度，是使护理工作走向制度化、标准化、规范化的基础。

一、护理规章制度的建立与实施

（一）建立护理规章制度的基本原则

1. 把握目的性　护理工作是为病人提供服务的，所以在制定任何规章制度时，必须以病人的利益和安全为重，将保护病人利益和安全作为基本出发点，不能因考虑便于工作或便于管理而有所偏离。

2. 体现科学性　规章制度是开展工作的依据和规范，必须具有良好的科学性，充分体现护理工作的基本规律，符合护理工作的质量要求，包括执行的护理人员应具备的基本条件和岗位职责。

3. 保证可行性　规章制度应重点突出，文字简明扼要，便于护理人员理解、记忆和执行。规章制度只有被执行者掌握才能发挥作用，因此不宜内容繁杂、条目过多，应有较好的可行性。工作中必须掌握的重点内容应突出，按工作顺序排列，便于护理人员掌握执行。

4. 注意更新性　随着医学与护理学的发展，高新技术在医药卫生领域应用不断增加，医疗仪器设备不断更新，医护人员的水平不断提高，规章制度也应在实践的基础上不断修订完善，不断更新。

5. 程序规范性　规章制度的制定应按规范程序进行。首先，应明确目标和质量标准起草初稿；其次，应在广泛征求各级护理人员意见的基础上修订初稿，使之具有较好的群众基础；再次，应先试行，然后经有关领导审核批准执行。

（二）护理规章制度的贯彻实施

1. 加强组织领导　各级领导应该予以重视规章制度的贯彻执行，领导要以身作则。护理指挥系统应该发挥组织领导作用，督促各部门认真贯彻落实。

2. 重视培训工作　贯彻实施规章制度要重视培训工作，使全体护理人员明确执行规章制度的重要性和必要性，充分理解规章制度的科学基础和法律意义，掌握各项规章制度的内容、要求，提高执行的自觉性。

3. 注意各部门协作　医院是一个整体，规章制度的贯彻实施需要有关各部门的协作，全体人员的共同努力，包括病人及其家属的理解与配合。

4. 建立监督、指导、反馈机制　护理管理部门应监督、指导各护理单元执行规章制度，特别是对工作的薄弱环节要重点管理。还应建立反馈机制，对有章不循或破坏规章制度的情况，要给予纠正；对执行规章制度中存在的问题，要及时研究并予解决，保证工作正常运行。

二、护理规章制度的内容

（一）一般管理制度

主要包括：病人住院制度，分级护理制度，值班、交接班制度，查对制度，消毒隔离制度，探视、陪住制度，差错事故管理制度，护理业务查房制度，药品管理制度，会议制度，进修人员管理制度等。

（二）各部门管理制度

主要包括：病房工作制度、门诊工作制度、急诊科（室）工作制度、手术室工作制度、分娩室工作制度、婴儿室工作制度、供应室工作制度、治疗室工作制度等。

三、常用护理工作制度

（一）护理查对制度

（1）处理医嘱，转抄服药、注射、护理单时，必须认真查对无误，方可执行。

（2）执行医嘱应严格执行三查八对。三查：操作前查、操作中查、操作后查。八对：床号、姓名、药名、剂量、浓度、时间、方法、有效期。

（3）备药前要检查药品标签、有效期和批号，瓶盖及药瓶有无松动、裂痕。药液有无沉淀、混浊、变质。任何一项不符合要求，均不可使用。药物准备后须经两人核对无误，方可执行。

（4）易过敏药，给药前应询问有无过敏史。麻醉药品使用后保留安瓿备查，在毒、麻药品管理登记本上登记并签全名。

（5）护士取血时，必须同检验人员一起核对无误，方可取回。输血时需经两人查对无误（查：血的有效期、血的质量、输血装置。对：姓名、床号、住院号、血袋号、血型、交叉配血结果、血量及血液种类），并在医嘱单、输血单上两人签名。输血期间严密观察，做好抢救准备工作。输血完毕后保留血袋24小时备查。

（6）使用无菌物品和一次性无菌用物时，要检查包装和容器是否严密、干燥、清洁。灭菌日期、有效日期、灭菌效果指示标记是否达到要求，包内有无异物等。

（二）医嘱执行制度

（1）医嘱开出后，护士应按规定处理。有效医嘱必须经医师签名方可执行。如对医嘱可疑，应及时向医师提出，不得盲目执行。

（2）严格执行查对制度，确保医嘱准确无误。严格、准确执行医嘱，不得擅自更改。医嘱执行后，应签执行时间和姓名。

（3）医嘱应做到班班查对、每天总查对，查对者须签名。重整医嘱后，须经另一人查对无误，方可执行。

（4）手术、分娩后要停止术前和产前医嘱，重开医嘱应处理于医嘱记录单和各项执行单上。

（5）一般情况下，不得下达口头医嘱。因抢救或手术中，需要下达口头医嘱时，护士应当复诵一遍，经医师确认无误方可执行，并保留用过的安瓿，经两人核对后方可丢弃。抢救结束后，应当请医师及时补写医嘱。

（6）需下一班执行的医嘱，要交代清楚。因故不能执行医嘱时，应及时报告医师处理并记录。

（7）密切观察治疗效果和不良反应，发现异常情况，及时报告医师处理并记录。

（三）交接班制度

（1）护理人员实行 24 小时连续的轮班制，值班人员必须坚守岗位，履行各班职责。

（2）值班者应掌握病室动态，病情与病人心理状态，保证各项治疗、护理准确、按时完成。保持治疗室、护士站的清洁，并为下一班做好必要的准备。

（3）接班者应提前 10～15 分钟到科室，阅读交接班报告和护理记录，做好各种物品、药品等交接，及时记录。未交接清楚前，交班者不得离开岗位。

（4）值班者必须在交班前完成本班的各项工作，写好病室交班报告及各项护理记录，处理好用过的物品。遇到特殊情况应详细交代，与接班者共同做好工作方可离去。白班应为夜班做好物品准备，如注射器、消毒敷料、试管、标本瓶、常备器械、被服等，以便于夜班工作。

（5）晨间集体交班时，由夜班护士详细报告，全体人员认真听取，要求做到交班记录写清、交班内容讲清，病人床头看清。护士长根据报告做必要的总结，扼要布置当天的工作。

（6）交班中发现病情、治疗、护理器械及药品等不符时，应立即查问。接班时发现的问题由交班者负责，接班后发现的问题由接班者负责。

（7）交接班内容

①病人总数，出入院、转科、转院、手术、分娩、死亡人数，新入院、病危、病重、抢救病人、当天或次日手术病人及特殊检查病人，病情变化及思想情绪波动者均应详细交班。

②医嘱执行情况，各种检查标本采集及各项处置完成情况，重症护理记录，对尚未完成的工作，应向交班者交代清楚。

③查看危重、抢救、昏迷、大手术、截瘫病人的病情及基础护理完成情况，各种导管固定及通畅情况。

④常备、毒、麻、精神药品及抢救药品的数量，抢救器械、仪器的完好备用状态，

贵重物品等当面交清并签字。

⑤交接班者共同巡视，检查病室清洁、整齐、安静、安全的情况。

思考题

1. 简述医疗事故的分级。

2. 护理工作中常见的法律问题有哪些？

3. 案例分析

（1）李某，男，8 岁，麻痹性肠梗阻，收入院后给予插胃管和输液治疗。医嘱：见尿后，氯化钾注入管内。护士见患儿有尿后，将 10% 氯化钾 10ml 由输液管注入，致患儿心搏骤停，死亡。

（2）沈某，男，59 岁，胸闷 4 小时，急诊，心率 102 次/分，无其他体征。医生疑为冠心病，即给予 5% 葡萄糖 250ml 加复方丹参 16ml 静滴，并嘱做心电图检查。1 小时输液完毕后，病人自述胸闷无好转，护士未予理会，也未查心电图，让病人回家，次日晨病人因心肌梗死死于家中。

问：以上案例中，护士的行为是否构成违法？若违法，属于哪种性质的违法？合法的处理方法是什么？

（熊　琼）

附录一　护理管理岗位职责及任职资格

(一) 护理部主任岗位职责及任职资格

1. 护理部主任职责　护理部主任的基本活动包括：规划、组织、人事、领导、合作、促进和评价。护理部主任的工作职责和工作内容主要包括：以决策者角色参与医院的发展策略和远期规划的制定；在临床护理和护理管理的目标和方向中起领导作用；负责组织制定为完成临床护理和护理管理目标而设立的功能和程序；获取和分配与实现组织目标相关的护理人力、物力和财力资源；制定和评价护理服务标准和程序，推进护理服务预期目标的实现；运用评判性思维在护理组织中起领导作用；在护理人力资源的培养、使用和管理等方面起领导作用；确保对护理服务单元和护理整体服务质量进行连续的评价和改革；促进临床护理、健康管理和护理管理领域中科学研究的实施、总结和应用；作为护理专业角色模范和顾问，激励、培养、招收和保留未来的护理管理人才；作为改革者帮助所有护理人员理解变革的重要性、必要性、作用以及变革的过程。

2. 护理部主任任职资格　护理部主任任职基本条件包括：国家注册护士，护理专业学士或管理硕士学位，接受过管理方面专业知识和技能的培训和教育；10 年以上护理工作经验；5 年以上护理管理经验；良好的语言和书面沟通能力；出色的人际交往能力；高度的责任心和敬业精神；良好的组织才能；身心健康，满足岗位需要。建议具备硕士学位和国家级护理机构认可的护理管理证书。

(二) 科护士长岗位职责及任职资格

1. 科护士长职责　科护士长的工作职责和工作内容主要包括：信息管理，确保对医院信息处理的及时和准确，负责将医院及上级护理管理部门的宗旨、目标、规划转化为本部门护理人员行动；负责所管科室的护理质量，参与护理部门临床护理质量的督察与评价、护理人力资源管理、病室环境管理、所管科室相关护理活动的组织、沟通与交流、积极参与各级护理专业活动，负责个人及管辖科室护理人员的专业发展、科室临床护理教学、意外事件和特殊任务的协调处理等。

2. 科护士长任职资格　科护士长的任职资格因医院要求和地区而异。建议任用的基本条件包括：国家注册护士；护理专业学士或硕士学位；接受过管理专业知识和技能培训；5 年以上护理实践经验；至少 3 年以上护理管理经验；具有良好的沟通能力和人际关系能力；高度的责任心；良好的组织能力；身心健康，满足职位需要。建议具备国家级护理机构认可的护理管理证书。

(三) 护士长岗位职责及任职资格

1. 护士长职责　护士长对科室主任和护理部主任负责，管理一个或若干个护理单元。在小的医疗机构，护士长也可能负责管理整个部门和服务。护士长的工作职责和工作内容主要包括：为上级护理主管提供信息咨询，作为决策的参考依据，并将上级要求传达给下属；协调本护理单元的有关工作，协调护士之间、护士与其他工作人员之间团结合作；对本护理单元的工作目标、任务、计划和服务标准的实施负有主要责任；保障良好的临床治疗和护理环境，保证日常护理工作的正常运作；评价护理服务的质量和安全性；为下属提供工作指南并进行日常护理服务活动督导；以病人为中心，协调配合与其他健康专业人员的医疗服务；根据需要参与护理人员的招聘、选拔和保留；负责本护理单元的工作安排和排班；负责本护理单元护理人员的资格认证、培训、教育和专业发展；评价本护理单元护理人员的绩效和工作表现；参与本护理单元成本监督管理；参与并带领本护理单元护理人员进行护理科研；参与护理教学和教学管理，为护理专业和其他专业学生创造有益于教育的气氛。

2. 护士长任职资格　护士长的任职资格因医院要求和地区而异。基本条件包括：国家注册护士，护理专业学士或硕士学位；接受过管理专业知识和技能培训；5 年以上护理实践经验；具备护理管理经验；具有良好的沟通能力和人际关系能力；高度的责任心；良好的组织能力；身心健康，满足职位需要，具备省级护理行政机构认可的护理管理证书。

附录二 技术操作考核评分标准——口腔护理

单位　　　　　　　科室　　　　　　　姓名

项目		总分	技术操作要求	评分等级				实际得分	备注
				A	B	C	D		
仪表		5	仪表端庄，服装整洁。	5	4	3	2		
评估		10	了解病情、口腔情况及有无假牙等；	4	3	2	1		
			向病人解释操作方法、目的；	3	2	1	0		
			与病人沟通时语言规范，态度和蔼。	3	2	1	0		
操作前准备		10	无长指甲、洗手、戴口罩；	2	1	0	0		
			根据病情需要准备药液及用物；	6	5	4	3		
			用物放置于床旁桌或护理车上。	2	1	0	0		
操作过程	安全与舒适	10	病人接受操作的环境舒适；	2	1	0	0		
			病人体位舒适（侧卧或头偏向一侧）；	4	3	2	1		
			使用棉球数量前后吻合。	4	3	2	1		
	操作中	50	擦口唇、漱口，评估口腔情况；	4	3	2	1		
			颌下铺巾、放置弯盘位置适当；	3	2	1	0		
			正确使用压舌板、开口器等；	4	3	2	1		
			夹取棉球或纱布方法正确；	5	4	3	2		
			棉球湿度适宜；	6	5	4	3		
			擦洗顺序、方法正确；	10	9	8	7		
			口腔疾病处理正确；	5	4	3	2		
			擦洗过程随时询问病人的感受；	6	5	4	3		
			帮助病人擦净面部；	4	3	2	1		
			操作中不污染床单及病人衣服。	3	2	1	0		
操作后		5	协助病人恢复卧位舒适，整理床单位；	2	1	0	0		
			操作时使用物品处理正确。	3	2	1	0		
评价		10	动作轻柔、准确、节力；	4	3	2	1		
			病人口腔清洁、无异味；病人有舒适感。	6	5	4	3		
总分		100							

评价人签字　　　　　　　　　　　　　　　　　　　　评价日期

附录三　住院病人对护理工作满意度调查表

尊敬的病员和家属：为提高医院的护理服务质量请你在最符合您想法的空格打"√"，并提出宝贵意见。谢谢您的协助，祝您早日康复！

1. 您初入院时，护士向您介绍主管医生、护士、护士长、病区环境、安全事项、探视制度、病房设施（传呼器、水电）的使用，是否详细 □很详细　□较详细　□不详细　□未介绍
2. 您对护士的护理技术是否满意 □很满意　□较满意　□一般　□不满意
3. 您对护士的举止、态度、责任心是否满意 □很满意　□较满意　□一般　□不满意
4. 当您按床头呼叫器后，对护士能否及时到床边服务的满意程度 □很满意　□较满意　□一般　□不满意
5. 当您不能下床，又无陪护时，对护士/护工帮助您洗漱、进食、大小便的满意程度 □很满意　□较满意　□一般　□不满意（无人帮助）
6. 您对护士向您介绍所用主要药物的作用和注意事项的满意程度 □很满意　□较满意　□一般　□不介绍
7. 您对护士向您介绍所做的检查和手术的目的及前后注意事项的满意程度 □很满意　□较满意　□一般　□不介绍
8. 您对护士向您介绍目前饮食需注意的问题的满意程度 □很满意　□较满意　□一般　□不介绍
9. 您对护士能否与您交流关于您的治疗、护理、康复等情况的满意程度 □很满意　□较满意　□一般　□未交流
10. 您对护士能否耐心解答您提出的病情、治疗等问题的满意程度 □很满意　□较满意　□一般　□不满意
11. 您对病房的秩序、卫生是否满意 □很满意　□较满意　□一般　□不满意
12. 您对护士长能否到床边询问您的需求及意见的满意程度 □很满意　□较满意　□一般　□未询问过
13. 您对护士长管理的满意程度 □很满意　□较满意　□一般　□不满意
14. 请写出您最满意的护士的姓名： 　　请写出您最不满意的护士的姓名：
15. 您对护理工作的具体建议：

参考文献

[1] 殷翠. 护理管理与科研基础 [M]. 第2版. 北京：人民卫生出版社，2011.

[2] 王惠珍，叶国英. 护理管理学 [M]. 第2版. 北京：人民军医出版社，2012.

[3] 胡艳宁. 护理管理学 [M]. 北京：人民卫生出版社，2012.

[4] 李继平. 护理管理学 [M]. 第2版. 北京：人民卫生出版社，2006.

[5] 余凤英. 护理管理学 [M]. 第2版. 北京：高等教育出版社，2008.

[6] 姜丽萍. 护理管理学 [M]. 杭州：浙江大学出版社，2012.

[7] 吕文格，敖以玲，薛军霞. 护理管理学 [M]. 北京：科学出版社，2010.

[8] 姜小鹰. 护理管理理论与实践 [M]. 北京：人民卫生出版社，2011.

[9] 周颖清. 护理管理学 [M]. 北京：北京大学医学出版社，2009.

[10] 胡定伟. 护理管理学 [M]. 北京：人民军医出版社，2011.

[11] 张爱萍. 护理管理学 [M]. 北京：北京出版社，2011.

[12] 刘化侠. 护理管理学 [M]. 北京：人民卫生出版社，2004.

[13] 杨英华. 护理管理学 [M]. 北京：人民卫生出版社，1999.

[14] 吴之明. 护理管理学 [M]. 上海：同济大学出版社，2008.

[15] 林菊英. 医院管理学（护理管理分册）[M]. 北京：人民卫生出版社，2005.

[16] 成翼娟. 护理管理学 [M]. 北京：人民卫生出版社，2006.

[17] 苏若兰. 护理管理学 [M]. 第2版. 北京：人民卫生出版社，2008.

[18] 雷巍峨，贺伟，彭艾莉. 护理管理学 [M]. 北京：北京大学医学出版社，2011.

[19] 关永杰，官玉花. 护理管理学 [M]. 北京：中国中医药出版社，2005.

[20] 贺伟. 护理管理学 [M]. 郑州：河南科学技术出版，2005.

[21] 林菊英. 医院护理管理学 [M]. 北京：中国和平出版社，1996.

[22] 蒋冬梅. 医院护理管理. 长沙：湖南科学技术出版社，2005.

[23] 张培珺. 现代护理管理学 [M]. 第3版. 北京：北京大学医学出版社，2005.

[24] 官玉花. 护理管理学 [M]. 第4版. 北京：北京大学医学出版社，2008.

[25] 李丽传等. 护理管理. 北京：科学技术文献出版社，1998.

[26] 雷鹤. 护理管理学 [M]. 西安：第四军医大学出版社，2006.

[27] 常唐喜. 护理管理 [M]. 北京：高等教育出版社，2005.

[28] 李秋洁，李秀云. 护理管理 [M]. 北京：人民卫生出版社，2003.

[29] 姜丽萍. 护理管理学 [M]. 北京：清华大学出版社，2006.

[30] 杨顺秋，吴殿源. 现代实用护理管理 [M]. 北京：军事医学科学出版社，2003.

[31] 薛小玲，牛德群. 护理管理学 [M]. 南京：东南大学出版社，2003.

[32] 周三多，陈明传. 管理学原理 [M]. 南京：南京大学出版社，2006.

[33] 王凤彬，李东．管理学［M］．第2版．北京：中国人民大学出版社，2003．

[34] 施斌．管理学基础［M］．海口：南海出版社，2004．

[35] 袁静博．人力资源管理［M］．北京：北京出版社，2004．

[36] 王益明．人力资源管理［M］．济南：山东人民出版社，2006．

[37] 章达友．职业生涯规划与管理［M］．厦门：厦门大学出版社，2005．

[38] 孙陶生．管理学原理［M］．郑州：河南人民出版社，2005．

[39] 郭小平，廖志江．管理学原理［M］．兰州：兰州大学出版社，2005．

[40] 季辉，林维柏．管理学基础［M］．第2版．重庆：重庆大学出版社，2005．

[41] 何建龙，苏振锋．管理学概论［M］．北京：中共中央党校出版社，2006．

[42] 尤建新，陈守明．管理学概论［M］．第3版．上海：同济大学出版社，2007．

[43] 程国平，刁兆峰．管理学原理［M］．第2版．武汉：武汉理工大学出版社，2006．

[44] 单凤儒．管理学［M］．第2版．北京：高等教育出版社，2004．

[45] 王志永．管理学教程［M］．沈阳：辽宁大学出版社，2006．

[46] 李培．管理学原理［M］．成都：四川大学出版社，2002．

[47] （美）帕特里夏·凯利-海登莎尔著，王旭东译．护理领导与管理［M］．北京：北京大学医学出版社，2006．

[48] 卢省花，雷良蓉．护理管理学［M］．南昌：江西科学技术出版社，2008．

[49] 赵美玉．护理管理学［M］．郑州：郑州大学出版社，2004．

[50] 郑煜．实用护理质量管理［M］．郑州：郑州大学出版社，2006．

[51] 李六亿，刘玉村．医院感染管理学［M］．北京：北京大学医学出版社，2010．

[52] 中华人民共和国国家标准．医院消毒卫生标准［M］．国家技术监督局．北京：GB15982-1995．

[53] 刘义兰，赵光红．护理法律与病人安全［M］．北京：人民卫生出版社，2009．

[54] 潘绍山，孙方敏，黄始振．现代护理管理学［M］．北京：科学技术文献出版社，2000．

[55] 李继平．护理管理学学习指导及习题集［M］．北京：人民卫生出版社，2006．

[56] 孙培云，蔺惠芳．临床护理管理与工作流程［M］．北京：人民军医出版社，2010．

[57] 全国护士执业资格考试用书编写专家委员会．2012全国护士执业资格考试指导［M］．北京：人民卫生出版社，2011．

[58] 罗先武，雷良蓉．2011护士执业资格考试轻松过［M］．北京：人民卫生出版社，2011．